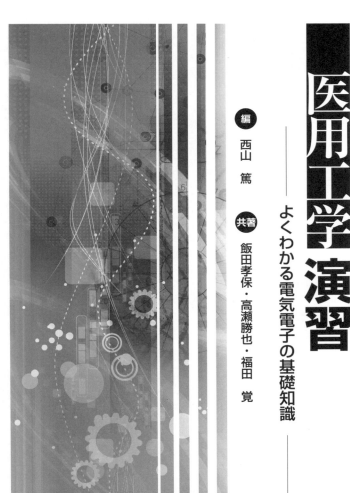

Base of Medical Science

医用工学 演習
——よくわかる電気電子の基礎知識——

編 西山 篤

共著 飯田孝保・高瀬勝也・福田 覚

医療科学社

ISBN978-4-86003-470-2

序　文

　電子工学に，機械工学や物理学，化学，生物学などを加えた，医療に応用される総合的な工学を，医用工学とよんでいる．いいかえると，広く医療にかかわる理論と工学技術を追求する学問ということもできる．

　診療放射線技師国家試験においても，第55回（平成15年）から，電気電子工学から医用工学へと，試験科目の名称が変わった．医用工学の基礎となるものは，電気電子についての知識である．そして，出題される問題も，電気電子が中心になっている．

　厚生労働省でも教科を見直し，新カリキュラムが作られた．その際，自動制御が削除され，問題も減らされた．保健医療福祉における理工学的基礎の理解並びに放射線の科学及び技術ということもつけ加えられた．このことの目標は，電磁気学に関する基礎的知識の理解，電気工学，電子工学について放射線機器に関連する分野の基礎的知識の理解である．

　これまでとは異なり，新課程では，基礎知識の理解に重点を置いている．

　このような見地に立ち，読者にとって，どうすればわかりやすくなるかを考え，医用工学（電気電子工学）演習を思い立った．

　例題の検討と演習の積み重ねが大切であり，実際に自分の手で演習を行ってみて，電気，電子の問題に慣れるようにすることが本書の目的である．

　本書の特色は次の通りである．
1. 構成は要項，例題，演習，演習問題解答となっている．
2. 演習を目的とするので，要項は必要最小限度にまとめた．
3. 例題では解答とわかりにくい点について説明を追加した．
4. 演習問題は基礎的問題を多く採用した．
5. 近年，抵抗の記号を ─\/\/\/─ から ─□─ に統一する傾向にあるが，本書では ─\/\/\/─ を使っている．

　利用法として，まず例題で練習してみて，次に演習に移るとわかりやすい．

　第1章では，静電気，クーロン力，電気容量について学習し，コンデンサの

合成容量を求める練習を行う.

　第2章では，直流回路の基礎の中で，最も重要であり，最も基本的法則といわれているオームの法則について練習する．電圧，電流，抵抗の関係の理解を深める．

　第3章では，磁気に関する基本法則と誘導起電力について，やさしいところを学習する．

　第4章は交流回路であり，その基本である正弦波交流について学習し，ベクトル表示法や電力のやさしい基礎練習を行う．

　第5章は，3相交流である．△，Y結線に関する練習を行う．

　第6章は，電子工学の基礎となっているトランジスタをはじめとするいろいろな半導体の性質について練習する．

　第7章では，電子回路の基礎を学び，デシベルの基礎練習を行う．

　第8章は，演算増幅回路に関する問題である．ＯＰアンプの内容，加算，減算，微分，積分の基礎演算回路について学ぶ．

　第9章は，論理回路で，その基になるブール代数とその応用について学習する．また，p進数について学習する．

　第10章では，リサジュー図形がブラウン管オシロスコープによって，どのようにして描かれるのか学習する．

　第11章では，レーザーの性質について学習する．

　以上のように，電気，電子工学の基礎的事柄の理解を深めるように構成している．

　この科目を苦手としている人にとって，本書が大いに役立つことを念願するものである．

　細心の注意を払って編集したつもりであるが，思わぬ不備があるかも知れない．そのような点は今後改めていきたい．多くの方々のご指摘をお願いする次第です．

平成24年3月

著　者

◆目　　次◆

第1章　静　電　気 …………………………………………… 1

- 1.1　**静電気の基本法則** …………………… 2
    - 1.1.1　単　　位　　2
    - 1.1.2　静電気力　　3
    - 1.1.3　電　　界　　4
        - 例題1.1　　5
        - 演習問題1.1　　7
        - 演習問題1.1解答　　9
- 1.2　**電気容量** ……………………… 10
    - 1.2.1　電気容量　　10
    - 1.2.2　コンデンサの接続　　10
        - 例題1.2　　11
        - 演習問題1.2　　14
        - 演習問題1.2解答　　16

第2章　直流回路 …………………………………………… 21

- 2.1　**直流回路** ……………………… 22
    - 2.1.1　電流，電圧，抵抗　　22
    - 2.1.2　電荷と電流　　23
    - 2.1.3　オームの法則　　23
        - 例題2.1　　23
        - 演習問題2.1　　24
        - 演習問題2.1解答　　24
- 2.2　**抵抗の性質** ……………………… 26
    - 2.2.1　抵　　抗　　26
    - 2.2.2　抵抗の接続　　26

iii

2.2.3　キルヒホッフの法則　27
　　2.2.4　ブリッジ回路　28
　　　　　例題2.2　28
　　　　　演習問題2.2　34
　　　　　演習問題2.2解答　37
2.3　電　　力 ……………………… 41
　　2.3.1　電力とジュール熱　41
　　　　　例題2.3　41
　　　　　演習問題2.3　42
　　　　　演習問題2.3解答　43
2.4　電流計と電圧計の目盛拡大 …………… 44
　　2.4.1　電流計の倍率　44
　　2.4.2　電圧計の倍率　44
　　　　　例題2.4　44
　　　　　演習問題2.4　46
　　　　　演習問題2.4解答　46

第3章　磁　　気 …………………………………49

3.1　磁気に関する基本法則 ……………… 50
　　3.1.1　クーロンの法則　50
　　3.1.2　磁　　界　50
　　3.1.3　磁 力 線　51
　　3.1.4　磁　　束　51
　　　　　例題3.1　51
　　　　　演習問題3.1　53
　　　　　演習問題3.1解答　54
3.2　電流による磁界 …………………… 55
　　3.2.1　アンペアの右ねじの法則　55
　　3.2.2　コイルにできる磁界　55
　　3.2.3　ビオ・サバールの法則　55
　　3.2.4　アンペアの周回路の法則　56

3.2.5　磁気回路　56
　3.2.6　ヒステリシス現象　56
　3.2.7　磁 性 体　57
　3.2.8　フレミングの左手の法則　57
　　　　例題 3.2　57
　　　　演習問題 3.2　62
　　　　演習問題 3.2 解答　63
3.3　**誘導起電力** ················· 64
　3.3.1　ファラデーの電磁誘導の法則　64
　3.3.2　レンツの法則　64
　3.3.3　フレミングの右手の法則　64
　3.3.4　磁気エネルギー　65
　　　　例題 3.3　65
　　　　演習問題 3.3　67
　　　　演習問題 3.3 解答　67

第4章　交流回路 ·············· 69

4.1　**正弦波交流の表し方と計算** ············· 70
　4.1.1　瞬時値の表し方　70
　4.1.2　正弦波交流のベクトル表示法（極座標法）　70
　4.1.3　正弦波交流の和　71
　　　　例題 4.1　71
　　　　演習問題 4.1　75
　　　　演習問題 4.1 解答　76
4.2　**交流のベクトル表示法** ············· 78
　4.2.1　極座標法　78
　4.2.2　記号法　78
　4.2.3　指数関数法　79
　　　　例題 4.2　79
　　　　演習問題 4.2　82
　　　　演習問題 4.2 解答　83

v

4.3 インピーダンスとアドミタンスのベクトル表示法 ················· 85
   4.3.1 回路素子のベクトル表示　85
   4.3.2 インピーダンスのベクトル表示　85
   4.3.3 アドミタンスのベクトル表示　86
      例題 4.3　86
      演習問題 4.3　91
      演習問題 4.3 解答　92
4.4 交流回路と電力の計算法 ·················· 93
   4.4.1 交流回路の計算　93
   4.4.2 交流の電力　93
      例題 4.4　94
      演習問題 4.4　104
      演習問題 4.4 解答　105
4.5 共振回路 ······················ 107
   4.5.1 直列共振　107
   4.5.2 並列共振　107
      例題 4.5　108
      演習問題 4.5　111
      演習問題 4.5 解答　112

第 5 章　3 相交流 ·················· 113

5.1 3 相交流の表示法 ··················· 114
   5.1.1 瞬時値表示　114
   5.1.2 ベクトル図　114
   5.1.3 極座標表示　114
   5.1.4 記号法表示　114
      例題 5.1　115
      演習問題 5.1　115
      演習問題 5.1 解答　116
5.2 3 相交流の結線法 ··················· 117
   5.2.1 Y 結線（星形結線）　117

5.2.2　△結線（三角結線）　117
　　5.2.3　△－Y変換（平衡負荷）　118
　　　　例題5.2　118
　　　　演習問題5.2　124
　　　　演習問題5.2解答　124
5.3　3相電力 …………………… 126
　　5.3.1　3相電力（有効電力）　126
　　　　例題5.3　126
　　　　演習問題5.3　127
　　　　演習問題5.3解答　128

第6章　半導体とデバイス ……………………………………… 129
6.1　半　導　体 …………………… 130
　　6.1.1　半導体とデバイス　130
　　6.1.2　ダイオード　133
　　6.1.3　トランジスタ　136
　　6.1.4　サイリスタ　138
　　6.1.5　その他の半導体　139
　　　　例題6.1　141
　　　　演習問題6.1　150
　　　　演習問題6.1解答　154

第7章　電子回路 …………………………………………………… 157
7.1　電子回路 …………………… 158
　　7.1.1　ダイオード回路　158
　　7.1.2　トランジスタ増幅回路　160
　　　　例題7.1　161
　　　　演習問題7.1　165
　　　　演習問題7.1解答　167
7.2　デシベル …………………… 169

7.2.1　デシベル（dB）の計算　169
　　　　例題 7.2　169
　　　　演習問題 7.2　170
　　　　演習問題 7.2 解答　171

第 8 章　演算増幅回路　173

8.1　増 幅 器　174
8.1.1　演算増幅回路（OP アンプ）　174
8.1.2　反転増幅器　174
8.1.3　非反転増幅器　175
　　　　例題 8.1　175
　　　　演習問題 8.1　178
　　　　演習問題 8.1 解答　179

8.2　演 算 器　180
8.2.1　加算器と減算器　180
8.2.2　微分器と積分器　180
8.2.3　電圧ホロア回路　181
8.2.4　パルス回路　181
　　　　例題 8.2　185
　　　　演習問題 8.2　195
　　　　演習問題 8.2 解答　198

第 9 章　論理回路　201

9.1　論理回路の基礎　202
9.1.1　ブール代数　202
9.1.2　論理回路　203
　　　　例題 9.1　206
　　　　演習問題 9.1　210
　　　　演習問題 9.1 解答　214

9.2　p 進 法　216

9.2.1　p 進法　216
　　9.2.2　8進数と16進数　216
　　　　　例題9.2　217
　　9.2.3　10進数と2進数　219
　　　　　例題9.3　219
　　　　　例題9.4　220
　　　　　演習問題9.2　220
　　　　　演習問題9.2 解答　221

第10章　リサジュー図形 ……………………………223

10.1　リサジュー図形 ………………… 224
　10.1.1　オシロスコープ　224
　10.1.2　リサジュー図形　224
　　　　　例題10.1　225
　　　　　演習問題10.1　227
　　　　　演習問題10.1 解答　228

第11章　レーザー ……………………………231

11.1　レーザー ………………… 232
　11.1.1　レーザー(Laser)とは　232
　11.1.2　レーザーの原理　232
　11.1.3　レーザーの構成　233
　11.1.4　半導体レーザー　234
　　　　　例題11.1　235

付　録 ………………… 237
索　引 ………………… 247

第 1 章

◆

静 電 気

1.1 静電気の基本法則

1.1.1 単　位
■要　　項■

MKSA 単位系

1 [m], 1 [kg], 1 [秒], 1 [A] を基準単位とする単位系

cgsA 単位

1 [cm], 1 [g], 1 [秒], 1 [A] を基準単位とする単位系

電流

平行な2本の導線に電流 i_1, i_2 が流れている（図1.1）．長さ1 [m] あたりに及ぼし合う力が 2×10^{-7} [N] のとき，電流の大きさを1 [A]（アンペア）と定義する．

同じ向きに流れるとき導線は引き合う．

逆向きに流れるとき導線は反発する．

作用し合う力 F は

$$F = \mu_0 \frac{i_1 i_2 L}{2\pi r}$$

で表される．ただし，

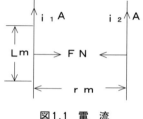

図1.1　電　流

　　　μ_0：真空の透磁率（$=4\pi\times10^{-7}$），　r：導線間の距離，　L：導線の長さ

〔注〕　1 [C] は硝酸銀溶液を電気分解により 1.118 mg の銀が析出するときの流れた電気量．

　　　　ε_0 は真空の誘電率　　　ε は物質の誘電率　　　c は光速

　　　　$\varepsilon_0 \mu_0 = \dfrac{1}{c^2}$　　マックスウェルの電磁波の理論

　　　　$k_0 = \dfrac{1}{4\pi\varepsilon_0} = c^2 \cdot \dfrac{\mu_0}{4\pi} = c^2 \times 10^{-7} = 9 \times 10^9$

　　　　$k_m = \dfrac{1}{4\pi\mu_0} = \dfrac{1}{4\pi(4\pi\times10^{-7})} = \dfrac{10^7}{(4\pi)^2} = 6.33 \times 10^4$

1.1.2 静電気力

■要　項■

1．クーロン力

　二つの電荷の間には力が働く．これを静電気力（クーロン力）という．同種の電荷は互いに反発し，異種の電荷は互いに引き合う．

　真空中で r [m] の距離にある二つの電荷 Q_1，Q_2 の間に働く力 F [N] は

$$F = k_0 \frac{Q_1 Q_2}{r^2}$$

である．ただし，

$$k_0 = \frac{(3 \times 10^8)^2}{10^7} = 9 \times 10^9 \ [\mathrm{Nm^2/C^2}]$$

MKS 単位　図1.2(a) において

$$F = 9 \times 10^9 \times \frac{1^2}{1^2} = 9 \times 10^9 \ [\mathrm{N}]$$

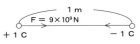

図1.2(a)　MKS 単位

cgs 静電単位　図1.2(b) において

$$F = \frac{1 \times 1}{1^2} = 1 \ [\mathrm{dyn}]$$

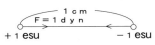

図1.2(b)　cgs 単位

〔注〕　物理量の記号

電気量	Q	Quantity
距　離	d	distance
速　度	v	velocity
電　圧	V	Voltage
起電力	E	Electro-Motive-Force (E.M.F)
電流の強さ	I	Intensity
電気容量	C	Capacity
電　界	E	Electric field

1.1.3 電　界

■要　　項■

電界

一様な電界の強さ　E [V/m]（図1.3）

$$E = \frac{V}{d}$$

　　V：電圧 [V]，d：距離 [m]

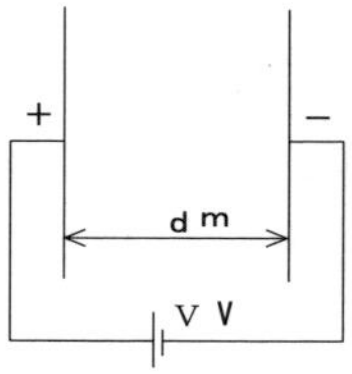

点電荷によりできる電界（図1.4）

$$E = k\frac{Q}{r^2} \text{ [V/m]} \quad （k：比例定数）$$

　　Q：点電荷 [C]，r：距離 [m]

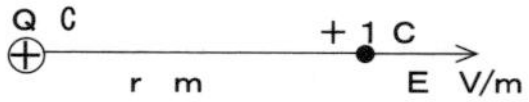

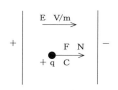

図1.3　電　界

図1.4

Qからr [m] 離れた点に+1 [C] を置いたとき，これに働く力Fをこの点の電界の大きさEとし，力の方向を電界の方向とする．（ベクトル量）

また，この点に電気力線と垂直の 1 [m²] 当たり E [本] の電気力線が通過している．

電荷が電界から受ける力 F [N]（図1.5）

$$\vec{F} = q\vec{E}$$

　　E [N/C]：電界の強さ，q [C]：点電荷

電気力のする仕事 W [J]

$$W = F \times d = qEd = qV$$

　　電圧：V [V]，点電荷：q [C]

図1.5　電界から受ける力

等電位面と電気力線（図1.6）

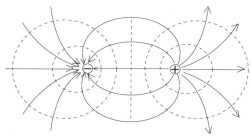

図1.6　等電位面と電気力線

1.1 静電気の基本法則

電　　位　図1.4で点電荷による電位の大きさは $V = k \cdot \dfrac{Q}{r}$ [V] になる．電位はスカラ量である．

等電位面　電界内で電位の等しい点を連ねたときできる面のことである．

電気力線　1．電気力線は正電荷から出て負電荷に終わる．
　　　　　2．電気力線は分岐したり，交わったりしない．
　　　　　3．電気力線の密度が高い所は電界が強い．

【例題1.1】

1．真空中で二つの同じ大きさの電荷 Q [C] を，距離 r = 1 [m] 離して置いたとき，クーロン力 F が 1 [N] であった．電荷 Q は何 [C] か．
ただし，$k_0 = 9 \times 10^9$ とする．

【解】

$$F = \dfrac{1}{4\pi\varepsilon_0} \cdot \dfrac{Q_1 Q_2}{r^2} = 9 \times 10^9 \times \dfrac{Q^2}{r^2}$$ に代入して

$$1 = 9 \times 10^9 \times \dfrac{Q^2}{1^2}$$

$$Q^2 = \dfrac{1}{9 \times 10^9}$$

$$Q = 1.05 \times 10^{-5} \text{ [C]}$$

2．図1.7において，真空中にある 0.1 [μC] と 0.2 [μC] の点電荷の距離が 5 [cm] のとき，これらの間に作用する力は何 [N] か．　　　　（平成13年）

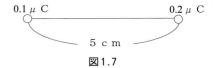

図1.7

【解】

静電気のクーロンの法則である．

$$\text{力 } F = k \dfrac{Q_1 Q_2}{r^2} \quad\quad \text{ただし，} k = \dfrac{1}{4\pi\varepsilon_0} = 9 \times 10^9$$

$$= 9 \times 10^9 \times \dfrac{0.1 \times 10^{-6} \times 0.2 \times 10^{-6}}{(5 \times 10^{-2})^2} = 7.2 \times 10^{-2} \text{ [N]}$$

3. 図1.8のように，真空中に -50 [esu] と $+80$ [esu] の電荷が 5 [cm] の距離においてある．引き合う力を求めなさい．

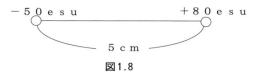

図1.8

【解】

cgs 単位系では，$F = \dfrac{Q_1 Q_2}{r^2}$ となり，$k_0 = 1$ である．

$$F = \frac{50 \times 80}{5^2} = 160 \text{ [dyn]}$$

4. 次の問に答えなさい．

(1) 20 [V] の 2 点間を電気力と逆に 10 クーロンの正電荷を運ぶときの仕事量を求めなさい．

(2) 平行板電極の電位差は 30 [V]，距離は 10 [cm] とするときの電界を求めなさい．

(3) $Q = 5 \times 10^{-6}$ [C] から 15 [cm] の点における電界の強さを求めなさい．

【解】

(1) $W = QV = 10 \times 20 = 200$ [J]

(2) $E = \dfrac{V}{d} = \dfrac{30}{10 \times 10^{-2}} = 300$ [V/m]

(3) $E = 9 \times 10^9 \times \dfrac{5 \times 10^{-6}}{(15 \times 10^{-2})^2} = 2 \times 10^6$ [V/m]

5. 静電気について，誤っているのはどれか． (平成9年)

(1) 2 個の点電荷の間にクーロン力が働く．

(2) 導体内部の電界はゼロである．

(3) 電気量と電位差との積はエネルギーを表す．

(4) 電気力線は等電位面と平行である．

(5) コンデンサは静電誘導を利用したものである．

【解】 （答　4）
(2) 導体が帯電すると，導体内部は電荷が移動できるため，電荷は互いに反発して表面に分布し，内部に電気力線が入ってこないため電界はゼロになる．
(3) エネルギー（＝仕事）＝力×距離　$W=F \times L$　$F=Q \times E$
　　$W=Q \times E \times L$　$V=E \times L$　∴　$W=Q \times V$
(4) 電気力線と等電位面は直交する．

6. 点電荷 Q [C] によって，その周囲に生じる電界 E [V/m] について正しいのはどれか．　　　　　　　　　　　　　　　　　　　　　　（平成4年）

　A．点電荷 Q に反比例する．
　B．点電荷からの距離 r [m] の2乗に反比例する．
　C．点電荷が正電荷であるとき，電界の向きは点電荷から遠ざかる向きになる．
　D．単位としては [V/m] または [N/C] である．
　E．点電荷からの距離 r [m] での電荷の大きさは単位正電荷 +1 [C] に働くクーロン力のそれより大きい．

【解】　（答　B，C，D）
　A．電界 $E = \dfrac{1}{4\pi\varepsilon} \cdot \dfrac{Q}{r^2}$ で Q に比例する．　　　　――誤り
　B．r の2乗に反比例する．　　　　　　　　　　　　　　　　　　　――正しい
　C．電界の方向は，その点に +1 [C] の電荷を置いたときこれに働く力の方向と定義されているので反発力である．　――正しい
　D．単位は [V/m] または [N/C] である．　　　　　　　　　　　　　――正しい
　E．+1 [C] に働く力に等しい．　　　　　　　　　　　　　　　　　――誤り

● 演習問題 1.1

1. 図1.9のように，電気量が 4×10^{-6} [C] と 8×10^{-6} [C] の電荷が 20 [cm] の距離にある．クーロン力を求めなさい．

第 1 章　静 電 気

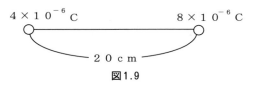

図1.9

2．真空中で $+3\times10^{-9}$ C の点電荷から30cm離れた位置での電位［V］はどれか．ただし，クーロン定数は 9.0×10^{-9} N·m^2·C^2 とする．　　　（平成17年）

3．正電荷 6×10^{-6}［C］と 5×10^{-6}［C］が 1［m］の距離にあるとき，クーロン力を求めなさい．

4．正電荷 2×10^{-8}［C］，3×10^{-5}［C］が 2［cm］の距離にあるとき，クーロン力を求めなさい．

5．1［C］と 1［C］の正負の電荷が 10［cm］の距離にあるとき，クーロン力を求めなさい．

6．真空中で導線間の距離 $r=1$［m］，電流 $i_1=i_2=1$［A］が長さ $l=1$［m］当たりに 2本の電線の互いに及ぼし合う力 F が 2×10^{-7}［N］のとき，透磁率 μ_0 を求めなさい．（p.58　例題3.2　4参照）

7．等電位面および電気力線について，誤っているのはどれか．（平成4年）
    (1)　導体表面は等電位面である．
    (2)　等電位面は電気力線と直角に交わる．
    (3)　Q［C］の点電荷からは $\dfrac{Q}{\varepsilon_0}$［本］の電気力線が出る．ただし，ε_0 は真空の誘電率である．
    (4)　正の電荷から出た電気力線は負の電荷に入る．
    (5)　電気力線は導体の表面と平行になる．

8．真空中の A 点に，2×10^{-8}［C］の電荷がある．A 点より 1［cm］の距離にある点の電界の強さを求めなさい．

9．5×10^{-6}［C］の点電荷から 1［m］の点における電界の強さはいくらか．

10．1.602×10^{-19}［C］の点電荷から 1［Å］の点における電界の強さを求めなさい．

1.1 静電気の基本法則

演習問題 1.1 解答

1. $F = 9 \times 10^9 \times \dfrac{4 \times 10^{-6} \times 8 \times 10^{-6}}{(20 \times 10^{-2})^2}$
   $= 7.2\,[\text{N}]$

   力の大きさは 7.2 [N] で反発力.

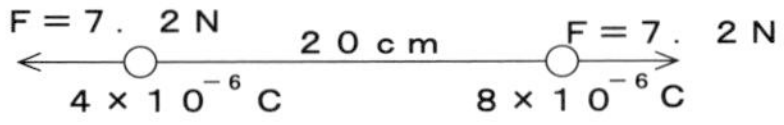

   図1.10

2. P点の電位は +1 [C] の電荷を無限遠点（電位=0）からP点まで移動したときなされた仕事 [J] で $V = k \cdot \dfrac{Q}{r}$ で表される.

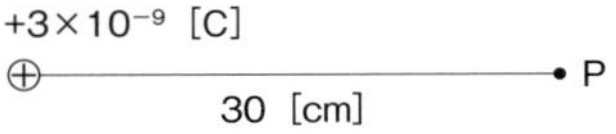

   図1.11

   $k = \dfrac{1}{4\pi\varepsilon} = 9 \times 10^9$, $V = 9 \times 10^9 \cdot \dfrac{3 \times 10^{-9}}{0.3} = 90\,[\text{V}]$

3. $F = 9 \times 10^9 \times \dfrac{6 \times 10^{-6} \times 5 \times 10^{-6}}{1^2} = 2.7 \times 10^{-1}\,[\text{N}]$

4. $F = 9 \times 10^9 \times \dfrac{2 \times 10^{-8} \times 3 \times 10^{-5}}{(2 \times 10^{-2})^2} = 13.5\,[\text{N}]$

5. $F = 9 \times 10^9 \times \dfrac{1 \times 1}{0.1^2} = 9 \times 10^{11}\,[\text{N}]$

6. $F = \mu_0 \dfrac{i_1 i_2 \times L}{2\pi r}$ $2 \times 10^{-7}\,[\text{N}] = \mu_0 \dfrac{1\,[\text{A}] \times 1\,[\text{A}] \times 1\,[\text{m}]}{2 \times \pi \times 1\,[\text{m}]}$

   $\mu_0 = 4\pi \times 10^{-7}\,[\text{N}/\text{A}^2]$

7. （答 5）

   電気力線は正電荷から出て負電荷に達する．導体内の電荷は，同じ符号の電荷なので互いに反発して表面に分布し，表面は等電位面となり，垂直に電気力線が出る．

8. $E = 9 \times 10^9 \times \dfrac{2 \times 10^{-8}}{(1 \times 10^{-2})^2} = 1.8 \times 10^6\,[\text{V}/\text{m}]$

9. $E = 9 \times 10^9 \times \dfrac{5 \times 10^{-6}}{1^2} = 4.5 \times 10^4\,[\text{V}/\text{m}]$

10. $E = 9 \times 10^9 \times \dfrac{1.602 \times 10^{-19}}{(1 \times 10^{-10})^2} = 1.44 \times 10^{11}\,[\text{V}/\text{m}]$

1.2 電気容量

1.2.1 電気容量
■要　項■

電気容量

平行板コンデンサの電気容量 C [F]（図1.12）

$$C = \varepsilon \frac{S}{d}$$

　　S：面積 [m²]，d：極板間の距離 [m]
　　ε：誘電率 [F/m]

コンデンサに蓄えられる電荷 Q [C]

$$Q = CV$$

　　C：電気容量 [F]，V：電圧 [V]

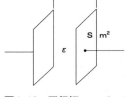

図1.12　平行板コンデンサ

コンデンサに蓄えられるエネルギー（静電エネルギー）W [J]

$$W = \frac{1}{2}CV^2 = \frac{1}{2}QV$$

　　C：電気容量 [F]，V：電圧 [V]

1.2.2 コンデンサの接続
■要　項■

1．直列接続

$$\frac{1}{C} = \frac{1}{C_1} + \frac{1}{C_2} + \frac{1}{C_3} + \cdots\cdots + \frac{1}{C_n}$$

$$C = \frac{1}{\frac{1}{C_1} + \frac{1}{C_2} + \frac{1}{C_3} + \cdots\cdots + \frac{1}{C_n}}$$

2．並列接続

$$C = C_1 + C_2 + C_3 + \cdots\cdots + C_n$$

1.2 電気容量

【例題1.2】

1. 電圧 100 [V] で 500 [μC] の電気量が充電されたコンデンサがある．コンデンサに蓄えられた静電エネルギーを求めなさい．

【解】
$$W = \frac{1}{2}QV = \frac{1}{2} \times 500 \times 10^{-6} \times 100 = 2.5 \times 10^{-2} \text{ [J]}$$

2. 4 [μF] のコンデンサが，電圧 100 [V] に充電されているとき，蓄えられているエネルギーを求めなさい．

【解】
$$W = \frac{1}{2}CV^2 = \frac{1}{2} \times 4 \times 10^{-6} \times 100^2 = 2 \times 10^{-2} \text{ [J]}$$

3. 100 [μF] のコンデンサに 100 [V] の電圧をかけた．充電される電気量はいくらか．

【解】
$$Q = CV = 100 \times 10^{-6} \times 100 = 1 \times 10^{-2} \text{ [C]}$$

4. 図1.13 のコンデンサ C_1, C_2 の直列接続の合成容量を求めなさい．

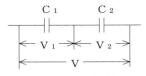

図1.13 直列接続

【解】

$V = V_1 + V_2$, コンデンサが直列に接続されているときは，コンデンサに蓄えられた電荷 Q は，容量に関係なく等しいので，

$$V_1 = \frac{Q}{C_1} \qquad V_2 = \frac{Q}{C_2} \qquad V = V_1 + V_2 = \frac{Q}{C_1} + \frac{Q}{C_2} = Q\left(\frac{1}{C_1} + \frac{1}{C_2}\right) = \frac{Q}{C}$$

$$\therefore \quad \frac{1}{C} = \frac{1}{C_1} + \frac{1}{C_2}$$

$$C = \frac{1}{1/C_1 + 1/C_2} = \frac{1}{(C_1 + C_2)/(C_1 C_2)} = \frac{C_1 C_2}{C_1 + C_2}$$

5．図1.14のコンデンサ C_1, C_2 の並列接続の合成容量を求めなさい．

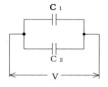

図1.14　並列接続

【解】
$$Q_1 = C_1 V \qquad Q_2 = C_2 V$$
$$Q = Q_1 + Q_2 = C_1 V + C_2 V = (C_1 + C_2) V = CV$$
$$\therefore \quad C = C_1 + C_2$$

6．図1.15の回路で100 [V] に充電した $2\mu F$ のコンデンサ C_1 がある．この端子 a, b に全く充電していない $3\mu F$ のコンデンサ C_2 の端子 c, d を接続したとき，コンデンサ C_1 の端子電圧 [V] を求めよ．　　　　　　　　　（平成19年）

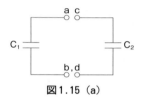

図1.15（a）

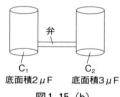

図1.15（b）

【解】
　$2 [\mu F]$ のコンデンサに蓄えられている電荷 Q は $Q = C_1 V = 2 \times 100 = 200 [\mu F]$，$3 [\mu F]$ のコンデンサを並列に接続するので容量は $C = 2 + 3 = 5 [\mu F]$ になる．従って C_1 の電荷が C_2 に移動して同じ電圧になる．
$$V = \frac{Q}{C} = \frac{200}{5} = 40 \ [V]$$

7．次の合成容量を求めなさい（図1.16，図1.17）．

(1)

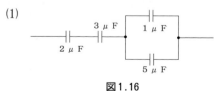

図1.16

【解】
並列と直列を考える．
$$\frac{1}{C} = \frac{1}{2} + \frac{1}{3} + \frac{1}{6} = \frac{6}{6}$$
$$\therefore \quad C = 1 \ [\mu F]$$

(2)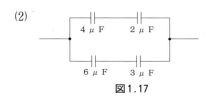

図1.17

【解】

直列の並列を考える．

$$C = \frac{4 \times 2}{4+2} + \frac{6 \times 3}{6+3}$$

$$= \frac{8}{6} + \frac{18}{9} = \frac{4}{3} + 2 = \frac{10}{3} \ [\mu F]$$

8．図1.18でAB端子間の合成容量は何 [μF] か． （平成4年）

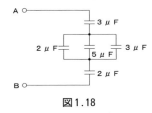

図1.18

【解】

2 [μF] と 5 [μF] と 3 [μF] の並列は 10 [μF] となる．これより

$$\frac{1}{C} = \frac{1}{3} + \frac{1}{10} + \frac{1}{2} = \frac{28}{30}$$

$$\therefore \ C = \frac{30}{28} \ [\mu F]$$

9．図1.19でC_3に25 [μJ] のエネルギーが蓄えられたとき，AB間の直流電圧は何 [V] か． （平成13年）

図1.19

【解】

C_3 に 25 [μJ] のエネルギーが蓄えられているので，$W = \frac{1}{2}CV^2$ に代入して

$$25 = \frac{1}{2} \times 2 \times V_{23}^2 \quad (V_{23} : C_2 と C_3 の並列の両端の電圧)$$

$V_{23}^2 = 25$ より，$V_{23} = 5$ [V] になる．

C_2 と C_3 の合成容量は 5 [μF]，両端の電圧は 5 [V] であるから，C_2 と C_3 に蓄えられる電荷 Q は，$Q = CV = 5 \times 5 = 25$ [μC] になる．C_1 と C_4 は直列に接続されているので，蓄えられる電荷は同じ Q である．

C_1 の電圧 $V_1 = \dfrac{Q}{C_1} = \dfrac{25}{5} = 5$ [V]．C_4 の電圧 $V_4 = \dfrac{Q}{C_4} = \dfrac{25}{1} = 25$ [V]．

∴ $V_{AB} = V_1 + V_{23} + V_4 = 5 + 5 + 25 = 35$ [V]．

● **演習問題 1.2**

1．静電容量 C [F] の平行平板型空気コンデンサについて正しいのはどれか．
(平成 6 年)

　(1) 平行平板間を空気の 5 倍の誘電率を持つ誘電体で満たしたとき静電容量は $\dfrac{C}{5}$ [F] となる．

　(2) 平行平板の間隔を 4 倍にすると静電容量は 4C [F] となる．

　(3) 直流電圧 V [V] を加えるとコンデンサに蓄えられるエネルギーは CV^2 [J] である．

　(4) 周波数 f [Hz] の交流電圧 V [V] を加えると $\dfrac{V}{4\pi fC}$ [A] の電流が流れる．

　(5) 周波数 f [Hz] の交流電圧 V [V] を加えると電圧 V に対して位相が $\dfrac{\pi}{2}$ 進んだ電流が流れる．

2．平行板型コンデンサを電圧 V で充電した後，電源を切り離し，電極間隔を 3 倍にした．コンデンサの端子電圧は何倍になるか．ただし，電極間の媒質は空気とする．
(平成 4 年)

3．静電容量が 1000 [pF] のコンデンサに 1000 [V] の電圧をかけたとき，このコンデンサに蓄えられるエネルギーは何 [J] か．
(平成 5 年)

4．コンデンサに 100 [kV] の電圧に充電したとき蓄えられたエネルギーが

1.2 電気容量

5 [kJ] であった．このコンデンサの静電容量を求めなさい．

5. 静電容量が 2×10^{-6} [F] のコンデンサに蓄えられるエネルギーが 6400 [J] であった．充電された電圧を求めなさい．

6. 図 1.20 で C_1 の端子電圧が AB 間での $\frac{1}{5}$ であった．C_1 を表す式を求めなさい． （平成 12 年）

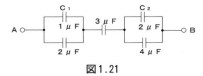

図 1.20

7. 静電容量 2 [μF]，耐電圧 400 [V] のコンデンサと静電容量 1 [μF]，耐電圧 300 [V] のコンデンサを直列に接続したとき，全体の耐電圧は何 [V] か． （平成 11 年）

8. 図 1.21 で，AB 間に 6 [V] を加えたとき，C_1 の電荷は C_2 の何倍か．

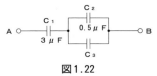

図 1.21

9. 図 1.22 で AB 間に 90 [V] の直流電圧を加えたとき，C_1 の両端の電圧が 30 [V] であった．C_3 の静電容量は何 [μF] か．AB 間の電圧は 6V とする． （平成 9 年）

図 1.22

10. 図 1.23 でスイッチ S を閉じたとき正しいのはどれか． （平成 7 年）

A. C_1，C_2，C_3 が蓄える全電荷は 1.75×10^{-4} [C] である．
B. C_1，C_2，C_3 が蓄える全静電エネルギーは 17.5×10^{-4} [J] である．
C. C_1 にかかる電圧は 2.5 [V] である．
D. C_2 にかかる電圧は 7.5 [V] である．

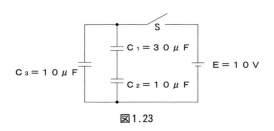

図1.23

11. 図1.24で2個のコンデンサを直列に接続し，直流電圧Eをかけた．正しいのはどれか．ただし，C_1に蓄えられる電荷は8 [μC]とする．（平成5年）

   A．C_2にかかる電圧は8 [V]である．
   B．C_2に蓄えられる電荷は32 [μC]である．
   C．合成容量は0.8 [μF]である．
   D．C_1にかかる電圧はC_2より大きい．
   E．Eは20 [V]である．

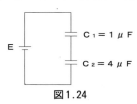

図1.24

演習問題1.2 解答

1．（答　5）

平行板コンデンサの静電容量は，$C = \varepsilon_0 \dfrac{S\,[\mathrm{m}^2]}{d\,[\mathrm{m}]}$ [F]である．

(1), (2)は誤りである．

(3) コンデンサの静電エネルギーは，$\dfrac{1}{2}CV^2$ [J]である．誤り．

(4) コンデンサに流れる電流は，$I = 2\pi fCV$ [A]である．誤り．

(5) コンデンサに流れる電流は，電圧より$\dfrac{\pi}{2}$ [rad]進む．正しい．

2．コンデンサ容量をC [F]とするとコンデンサに蓄積された電荷は，$Q = CV$ [C]である．

このQはそのままで，容量が$\dfrac{1}{3}C$となるので電圧V'は，$Q = \left(\dfrac{1}{3}C\right)V'$である．

$V' = 3\left(\dfrac{Q}{C}\right) = 3V$となる．

1.2 電気容量

3. 静電エネルギーは $W=\dfrac{1}{2}CV^2$ である.

    $W=\dfrac{1}{2}\times 1000\times 10^{-12}\times 1000^2=5\times 10^{-4}$ [J]

4. $W=\dfrac{1}{2}CV^2$

    $5000=\dfrac{1}{2}\times C\times (100\times 10^3)^2$　　$C=1\times 10^{-6}$ [F]

5. $6400=\dfrac{1}{2}\times 2\times 10^{-6}\times V^2$　　$V^2=6400\times 10^6$　　∴　$V=8\times 10^4$ [V]

6. AB 間に加えられた電圧を V とする.

    C_1 の端子電圧は $\dfrac{V}{5}$, C_2 と C_3 の並列の端子電圧は $\dfrac{4}{5}V$ となる.

    C_1 と C_2+C_3 は直列なので蓄えられた電荷は等しい.

    $Q=\dfrac{1}{5}C_1 V=\dfrac{4}{5}V(C_2+C_3)$　　∴　$C_1=4C_2+4C_3$

7. 2 [μF] のコンデンサに最大電圧が加わった場合の電荷 Q_1 は, $Q_1=2\times 400=800$ [μC]. 1 [μF] のコンデンサでは, $Q_2=1\times 300=300$ [μC]. 2 つのコンデンサが直列に接続されたとき, 各コンデンサには同じ電荷が蓄えられるので 300 [μC] が最大である. したがって, 2 [μF] のコンデンサに 300 [μC] が蓄えられると電圧 $V_1=\dfrac{300}{2}=150$ [V].

    1 [μF] のコンデンサでは, $V_2=\dfrac{300}{1}=300$ [V] である.

    AB 間の電圧は, $V_{AB}=V_1+V_2=150+300=450$ [V] になる.

8. 並列の容量をまとめると 3 [μF] と 3 [μF] と 6 [μF] が直列になる. 合成容量を求めると, $\dfrac{1}{C}=\dfrac{1}{3}+\dfrac{1}{3}+\dfrac{1}{6}=\dfrac{5}{6}$　　∴　$C=\dfrac{6}{5}$ [μF]

    電荷 $Q=CV=\dfrac{6}{5}\times 6=7.2$ [μC]

    直列に接続されたコンデンサの電荷はどれも等しいので, 各コンデンサの電圧を V_1, V_2, V_3 とすると

$$V_1 = \frac{Q}{3} = \frac{7.2}{3} = 2.4 \text{ [V]}$$

$$V_2 = \frac{Q}{3} = 2.4 \text{ [V]}$$

$$V_3 = \frac{Q}{6} = \frac{7.2}{6} = 1.2 \text{ [V]}$$

したがって，C_1 の電荷　$Q_1 = V_1 C_1 = 2.4 \times 1 = 2.4 \text{ [}\mu\text{C]}$

C_2 の電荷　$Q_2 = V_3 C_2 = 1.2 \times 2 = 2.4 \text{ [}\mu\text{C]}$ になる．

$$\therefore \quad \frac{Q_1}{Q_2} = \frac{2.4}{2.4} = 1 \text{ 倍}$$

9． C_1 の電圧が 30 [V] である．C_2 と C_3 の並列の端子電圧は 60 [V] になる．C_1 の電荷は $Q = 3 \times 30 = 90 \text{ [}\mu\text{C]}$．$(C_1 + C_2)$ にも同じ電荷が蓄えられるから，

$$Q = (0.5 + C_3) \times 60 = 90 \quad 0.5 + C_3 = 1.5$$

$C_3 = 1.5 - 0.5 = 1 \text{ [}\mu\text{F]}$ になる．

10．（答　A，C，D）

A. C_1 と C_2 の合成容量 C_{12} は，

$$\frac{1}{C_{12}} = \frac{1}{30} + \frac{1}{10} = \frac{4}{30} \quad \therefore \quad C_{12} = \frac{30}{4} \quad C = 10 + \frac{30}{4} = 17.5 \text{ [}\mu\text{F]}$$

全電荷は，$Q = 17.5 \times 10 = 175 \text{ [}\mu\text{C]} = 1.75 \times 10^{-4} \text{ [C]}$．正しい．

B. 全エネルギーは，

$$W = \frac{1}{2} CV^2 = \frac{1}{2} \times 17.5 \times 10^{-4} \times 10^2 = 8.75 \times 10^{-4} \text{ [J]}. \text{ 誤り．}$$

C. C_1 と C_2 の合成容量は 7.5 [μF] であるから，電荷 Q は，

$Q = 7.5 \times 10 = 75 \text{ [}\mu\text{C]}$

C_1 の電圧 V_1 は，$V_1 = \dfrac{Q}{C_1} = \dfrac{75}{30} = 2.5 \text{ [V]}$．正しい．

D. C_2 の電圧 V_2 は，$V_2 = \dfrac{Q}{C_2} = \dfrac{75}{10} = 7.5 \text{ [V]}$．正しい．

1.2 電気容量

11. （答　C, D）

A. C_1 の電荷と C_2 の電荷は等しい．C_2 の電圧 V_2 は，

$$V_2 = \frac{Q}{C_2} = \frac{8}{4} = 2 \text{ [V]}$$ である．誤り．

B. C_2 の電荷は $8\ [\mu C]$ である．誤り．

C. 合成容量は，$\dfrac{1}{C} = \dfrac{1}{1} + \dfrac{1}{4} = \dfrac{5}{4}$ 　　∴　$C = \dfrac{4}{5} = 0.8\ [\mu F]$．正しい．

D. $V_1 = \dfrac{Q}{C_1} = \dfrac{8}{1} = 8 \text{ [V]}$　　$V_2 = 2 \text{ [V]}$．正しい．

E. $E = V_1 + V_2 = 8 + 2 = 10 \text{ [V]}$．誤り．

第2章

直流回路

第2章 直流回路

2.1 直流回路

2.1.1 電流, 電圧, 抵抗

■要　項■

オームの法則

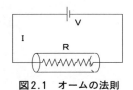

図2.1 オームの法則

電圧は電流と抵抗の積で表される（図2.1）.
$$V = IR$$

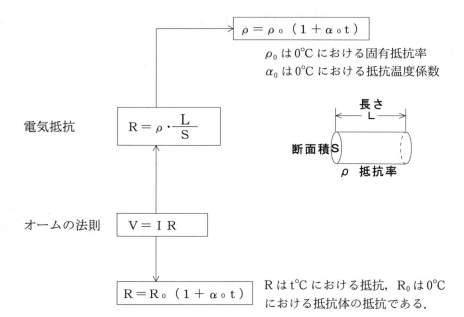

図2.2 オームの法則と抵抗の関係

2.1.2 電荷と電流
■要　　項■

電流 I〔A〕

$$I = \frac{Q}{t}$$

Q：電荷〔C〕, t：時間〔s〕

2.1.3 オームの法則
■要　　項■

V＝IR

電圧＝電流×抵抗

V：電圧〔V〕, I：電流〔A〕,
R：抵抗〔Ω〕

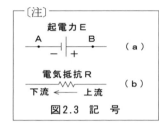

図2.3　記　号

【例題 2.1】

1．1〔A〕の電流を 30 分間流すと何クーロンの電流が流れたことになるか．

【解】

$$Q = I \cdot t = 1 \times 30 \times 60 = 1800 \text{ クーロン}$$

2．導線を 3.2〔A〕の電流が流れている．導線の断面を 1 秒間に何個の電子が通過するか．ただし，電気素量を $e = 1.6 \times 10^{-19}$ クーロンとする．

【解】

$$\frac{3.2}{1.6 \times 10^{-19}} = 2 \times 10^{19} \text{ 〔個/s〕}$$

3．25〔Ω〕の抵抗に 100〔V〕の直流電源を接続したとき，何〔A〕の電流になるか．

【解】

$$I = \frac{V}{R} = \frac{100}{25} = 4 \text{ 〔A〕}$$

4．抵抗 20〔Ω〕の電熱器に 5〔A〕の電流が流れているとき，電圧は何〔V〕か．

【解】
$$V = IR = 5 \times 20 = 100 \ [V]$$

5．電圧 100 [V] で，0.5 [A] の電流が流れている回路がある．回路の抵抗を求めなさい．

【解】
$$R = \frac{V}{I} = \frac{100}{0.5} = 200 \ [\Omega]$$

● 演習問題 2.1

1．5 [mA] の電流を 10 分間流した．導線を流れた電気量は何 [C] か．

2．10 [A] の電流を 5 分間流した．導線を流れた電気量は何 [C] か．

3．30 秒間に 180 [C] の電気量が流れた．電流の大きさを求めなさい．

4．5 [A] の電流が 10 [秒] 間流れた．導線を通った電子数はいくつになるか．ただし，$e = 1.602 \times 10^{-19}$ [C] とする．

5．$Q = 6.4 \times 10^{-4}$ [C] の電荷が通ったとき，電子数はいくつになるか．ただし，$e = 1.602 \times 10^{-19}$ [C] とする．

6．電圧 24 [V] の電源に抵抗 R を接続したところ，0.6 [A] の電流が流れた．抵抗 R を求めなさい．

7．500 [kΩ] の抵抗に 100 [V] の電圧を加えた．この抵抗に流れる電流を求めなさい．

8．50 [Ω] の抵抗に 100 [mA] の電流が流れている．この時の電圧はいくらか．

演習問題 2.1　解答

1．$Q = It = 5 \times 10^{-3} \times 10 \times 60$
　　$= 3000 \times 10^{-3} = 3 \ [C]$

2．$Q = 10 \times 5 \times 60 = 3000 \ [C]$

3．$I = \dfrac{Q}{t} = \dfrac{180}{30} = 6 \ [A]$

4. $Q = It = 5 \times 10 = 50$ [C]

   $n = \dfrac{Q}{e} = \dfrac{50}{1.602 \times 10^{-19}} = 3.12 \times 10^{20}$ [個]

5. $n = \dfrac{Q}{e} = \dfrac{6.4 \times 10^{-4}}{1.602 \times 10^{-19}} = 4 \times 10^{15}$ [個]

6. $R = \dfrac{24}{0.6} = 40$ [Ω]

7. $I = \dfrac{V}{R} = \dfrac{100}{500 \times 10^3} = 0.2 \times 10^{-3}$ [A] $= 0.2$ [mA]

8. $V = IR = 50 \times 100 \times 10^{-3} = 5 \times 10^3 \times 10^{-3} = 5$ [V]

〔注〕　1 [mA] $= 10^{-3}$ [A]　1 [μA] $= 10^{-6}$ [A]

　　　　1 [kV] $= 10^3$ [V]

　　　　100 [kΩ] $= 100 \times 10^3$ [Ω] $= 10^5$ [Ω]

　　　　1 [MΩ] $= 10^3$ [kΩ] $= 10^6$ [Ω]　のことである．

〔注〕　これまで，抵抗の記号は ⏦ で表わされていた．近年は ─▭─ で表わす傾向にある．しかし，本書では ⏦ を使っている．

2.2 抵抗の性質

2.2.1 抵　　抗
■要　　項■

抵抗　R [Ω]（図2.4）

$$R = \rho \frac{L}{S}$$

　　S：断面積 [m²]，L：長さ [m]，ρ：固有抵抗率 [Ωm]

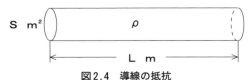

図2.4　導線の抵抗

温度係数

$$R = R_0 (1 + \alpha_0 t)$$

　　Rは t℃ における抵抗，R_0 は 0℃ における導体の抵抗
　　α_0：0℃ における抵抗温度係数

2.2.2　抵抗の接続
■要　　項■

合成抵抗

直列接続（図2.5）

$$R = R_1 + R_2 + \cdots\cdots\cdots + R_n$$

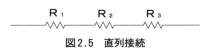

図2.5　直列接続

並列接続（図2.6）

$$\frac{1}{R} = \frac{1}{R_1} + \frac{1}{R_2} + \cdots\cdots + \frac{1}{R_n}$$

$$R = \frac{1}{\dfrac{1}{R_1} + \dfrac{1}{R_2} + \cdots\cdots + \dfrac{1}{R_n}}$$

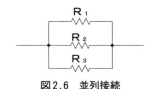

図2.6　並列接続

2.2.3 キルヒホッフの法則

■要　項■

1. 第1法則（図2.7）
   $\Sigma I_i = 0$
   $I_1 + I_2 - I_3 - I_4 = 0$

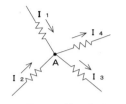

A点における電流の代数和が0になる．

図2.7　第1法則

2. 第2法則（図2.8）
   $\Sigma E = \Sigma IR$
   $E_2 - E_1$
   　$= I_1 R_1 + I_2 R_2 - I_3 R_3$

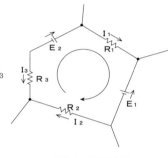

閉回路における電圧降下の総和は起電力の総和に等しくなる．

図2.8　第2法則

キルヒホッフの法則を使う解法

(1) 各抵抗を流れる電流を I_1，I_2，I_3，……として，電流の流れる向きを仮定する．図中に矢印を記入するとわかりやすい（向きは任意でよい）．
(2) 図中のどこかに任意の閉回路を作り，回路図に記入する．
(3) 分岐点に流入する電流の向きを正，流出する電流の向きを負とする（図2.7）．第1法則を用いて，$\Sigma I_i = 0$ の式をたてる．
(4) 閉回路のまわりに電流の向きが一致する電圧降下を正，反対向きの電圧降下を負とする．第2法則を用いて，$\Sigma RI = \Sigma E$ の式を立てる（すべての回路を通るように閉回路をいくつか作り式を立てる）（図2.8）．
(5) 数値を代入して，連立方程式を作り解く．
(6) 負の解は，初めに仮定した方向とは逆になっている．

2.2.4 ブリッジ回路

■要　項■

ブリッジ回路（ホイートストン電橋）

図2.9で，$I_1R_1=I_2R_2$ または，$I_3R_3=I_4R_4$ が成り立つときは，図2.9のc点とd点が同電位となり，検流計Gには電流が流れない．ゆえに，$I_1=I_3$，$I_2=I_4$ になる．2つの式から，

$$\frac{I_1R_1}{I_3R_3}=\frac{I_2R_2}{I_4R_4}$$ となり，∴ $\frac{R_1}{R_3}=\frac{R_2}{R_4}$ （または $R_1R_4=R_2R_3$）が成り立つ．

これをブリッジの平衡条件という．

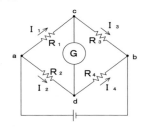

図2.9　ホイートストンブリッジ

【例題 2.2】

1．図2.10で導体の銅線の太さ（直径）を3倍，長さを3倍にしたとき，電気抵抗は何倍になるか．　　　　　　　　　　　　　　　　（平成12年）

【解】

電線の抵抗は長さ L [m]，断面積 S [m^2]，固有抵抗率 ρ とすれば，

抵抗 $R=\rho\cdot\dfrac{L}{S}$

$S'=3^2S$，$L'=3L$ とすると

$$R'=\rho\cdot\frac{L'}{S'}=\rho\cdot\frac{3L}{3^2S}=\frac{1}{3}\left(\rho\cdot\frac{L}{S}\right)=\frac{1}{3}R \qquad \frac{1}{3}倍$$

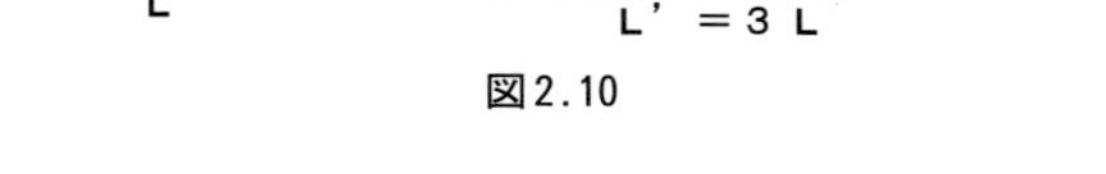

図2.10

2.2 抵抗の性質

2. 断面積 10 [mm²], 長さ 10 [m] の銅線の両端の抵抗は何 [Ω] か. ただし, 銅の抵抗率は 1.7×10^{-8} [Ωm] である. （平成 8 年）

【解】
$$R = \rho \cdot \frac{L}{S} = 1.7 \times 10^{-8} \times \frac{10}{10 \times 10^{-6}} = 1.7 \times 10^{-2} \ [\Omega]$$

3. 100 [V], 50 [W] の電球の点灯中のフィラメント温度は何度か. ただし, フィラメントが 0°C のときの抵抗を 25 [Ω], 温度係数を 4×10^{-3} [/°C] とする. （平成 7 年）

【解】
0°C における抵抗温度係数を α_0, この時の抵抗を R_0 とすると, t°C における抵抗 R_T は, $R_T = R_0(1 + \alpha_0 t)$

100 [V], 50 [W] の抵抗 R は, $W = IV = \dfrac{V^2}{R} = I^2 R$ より

$$R = \frac{V^2}{W} = \frac{100^2}{50} = 200 \ [\Omega]$$

$$200 = 25(1 + 4 \times 10^{-3} t)$$

$$t = \frac{7}{4 \times 10^{-3}} = 1750 \ [°C]$$

4. 図 2.11 の電圧 V_1, V_2 を求めなさい.

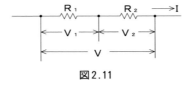

図2.11

【解】
R_1 と R_2 を流れる電流は I だから,
$$V_1 = IR_1, \quad V_2 = IR_2$$
また, $V = V_1 + V_2 = IR_1 + IR_2$
$$\therefore \ R = \frac{V}{I} = \frac{V_1 + V_2}{I} = \frac{IR_1 + IR_2}{I} = R_1 + R_2$$

故に, $R = R_1 + R_2$ である.

$$I = \frac{V}{R} = \frac{V}{R_1 + R_2}$$

$$V_1 = IR_1 = \frac{R_1}{R_1 + R_2} V \quad V_2 = \frac{R_2}{R_1 + R_2} V$$

5. 図2.12の I_1, I_2 を求めなさい．

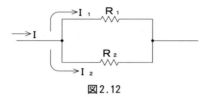

図2.12

【解】

R_1 と R_2 にかかる電圧 V は，合成抵抗 R に電流 I を掛ければよい．

$$R = \frac{1}{1/R_1 + 1/R_2} = \frac{1}{(R_1 + R_2)/(R_1 R_2)} = \frac{R_1 \times R_2}{R_1 + R_2} \text{ だから，}$$

$$V = IR = \frac{R_1 \times R_2}{R_1 + R_2} \times I$$

∴ 電流 I_1 は， $I_1 = \frac{V}{R_1} = \frac{R_2}{R_1 + R_2} \times I$

$$I_2 = \frac{V}{R_2} = \frac{R_1}{R_1 + R_2} \times I$$

並列に接続された2つの抵抗（R_1，R_2）に流れ込む電流 I が分かっているとき，各抵抗に流れる電流は，「抵抗の和（$R_1 + R_2$）分の反対側の抵抗」に分流する．すなわち，抵抗に反比例する．

6. 3個の抵抗 5 [Ω]，15 [Ω]，30 [Ω] を直列に接続し，100 [V] の直流電圧をかけた（図2.13）．
   (1) 合成抵抗を求めなさい．
   (2) 回路に流れる電流を求めなさい．
   (3) 各抵抗にかかる電圧を求めなさい．

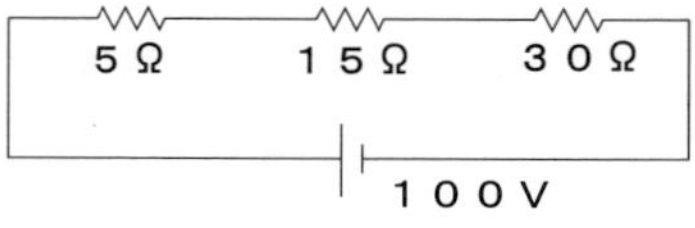

図2.13

【解】
   (1) 合成抵抗 $R = 5 + 15 + 30 = 50$ [Ω]

(2) V＝IR

$I = \dfrac{V}{R} = \dfrac{100}{50} = 2\ [A]$

(3) $V_1 = IR_1 = 2 \times 5 = 10\ [V]$

$V_2 = IR_2 = 2 \times 15 = 30\ [V]$

$V_3 = IR_3 = 2 \times 30 = 60\ [V]$

7． 3つの抵抗 40 [Ω]，50 [Ω]，200 [Ω] を並列に接続し，100 [V] の電圧をかけた（図2.14）．

(1) 合成抵抗を求めなさい．

(2) 全電流を求めなさい．

(3) 各抵抗に流れる電流を求めなさい．

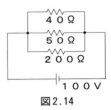

図2.14

【解】

(1) $\dfrac{1}{R} = \dfrac{1}{40} + \dfrac{1}{50} + \dfrac{1}{200} = \dfrac{10}{200}$

$R = \dfrac{200}{10} = 20\ [\Omega]$

(2) $I = \dfrac{V}{R} = \dfrac{100}{20} = 5\ [A]$（図2.15）

(3) $I_1 = \dfrac{V}{R_1} = \dfrac{100}{40} = 2.5\ [A]$

$I_2 = \dfrac{V}{R_2} = \dfrac{100}{50} = 2\ [A]$

$I_3 = \dfrac{V}{R_3} = \dfrac{100}{200} = 0.5\ [A]$

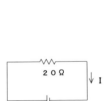

図2.15

8． 図2.16の回路を流れる電流を求めなさい．

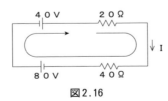

図2.16

【解】

キルヒホッフの第2法則により式を立てると，

$$40+80=20\mathrm{I}+40\mathrm{I} \qquad 120=\mathrm{I}(20+40)$$

$$\therefore \ \mathrm{I}=\frac{120}{60}=2\ [\mathrm{A}]$$

9. 図2.17の回路に流れる電流 I_1，I_2，I_3 を求めなさい．

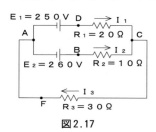

図2.17

【解】

閉回路 A→B→C→F→A について，第2法則を適用して，

$$I_2R_2+I_3R_3=E_2$$

$$10I_2+30I_3=260 \quad \cdots\cdots\cdots\cdots\cdots\cdots\cdots (1)$$

閉回路 A→D→C→B→A について，第2法則を適用して，

$$I_1R_1-I_2R_2=E_1-E_2$$

$$20I_1-10I_2=250-260 \quad \cdots\cdots\cdots\cdots\cdots (2)$$

A 点において第1法則を適用して，

$$I_1+I_2-I_3=0 \qquad I_1+I_2=I_3 \quad \cdots\cdots\cdots\cdots (3)$$

(1)～(3) の連立方程式は，次のようになる．

$$\begin{cases} 10I_2+30I_3=260 \quad \cdots\cdots\cdots\cdots (1) \\ 20I_1-10I_2=-10 \quad \cdots\cdots\cdots (2) \\ I_1+I_2=I_3 \quad \cdots\cdots\cdots\cdots\cdots\cdots (3) \end{cases}$$

これを解いて，

$$I_1=2\ [\mathrm{A}], \quad I_2=5\ [\mathrm{A}], \quad I_3=7\ [\mathrm{A}]$$

2.2 抵抗の性質

10. 電流計の指示が 0 となる抵抗 R の値は何 [Ω] か．
(平成12年)

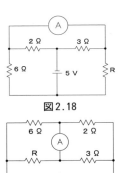

図 2.18

【解】

ブリッジ回路である．図 2.18 を書き直すと図 2.19 のようになる．電流計の指示が 0 なので，ブリッジ回路は平衡している．

$$\frac{6}{R} = \frac{2}{3} \quad 2R = 6 \times 3 \quad R = 9 \, [\Omega]$$

図 2.19

11. 抵抗 R を図 2.20 のように接続したとき，A，B 間の合成抵抗は何 [Ω] か．

1．R   2．$\frac{4R}{3}$ 3．$\frac{3R}{2}$ 4．3R   5．4R   （平成15年）

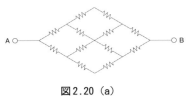

図 2.20 (a)

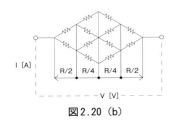

図 2.20 (b)

【解】（答　3）

図 2.20 のように A−B 間に V [V] を加えたら I [A] が流れたと仮定すると，合成抵抗 R_0 は $R_0 = \frac{V}{I}$ となる．図 2.20 は A−B 間に対して上下対称なので A 点から流れ込んだ電流 I は $\frac{I}{2}$ [A] に分流する．更に $\frac{I}{2}$ [A] は $\frac{I}{4}$ [A] に分流する．キルヒホッフの第 2 法則を適用すると

$$V = R\frac{I}{2} + R\frac{I}{4} + R\frac{I}{2} + R\frac{I}{2} = I\left(\frac{R}{2} + \frac{R}{4} + \frac{R}{4} + \frac{R}{2}\right)$$

$$\therefore R_0 = \frac{V}{I} = \frac{R}{2} + \frac{R}{4} + \frac{R}{4} + \frac{R}{2} = \frac{3R}{2} \quad \text{となる．}$$

●演習問題 2.2

1. $100\,[\text{M}\Omega]$ を $[\Omega]$，$[\text{k}\Omega]$ で表しなさい．
2. $5\times10^4\,[\Omega]$ を $[\text{k}\Omega]$，$8\times10^9\,[\Omega]$ を $[\text{M}\Omega]$ で表しなさい．
3. 抵抗率 ρ が，$1\times10^{-6}\,[\Omega\text{m}]$ の金属導体がある．この金属導体でできた断面積 $2\,[\text{mm}^2]$，長さ $10\,[\text{m}]$ の線の両端の抵抗は何 $[\Omega]$ か．
4. 金属導体の抵抗率について，正しいのはどれか．
    A. 抵抗率の単位は $[\Omega\text{m}]$ である．
    B. 合金の抵抗率は，主たる組成金属の抵抗率より小さい．
    C. 導線の断面積が同じでも断面積の形が異なれば抵抗値が変わる．
    D. 単体金属の抵抗率の温度係数は正である．
    E. 銀の抵抗率は鉄の抵抗率より小さい．　　　　　　　　（平成 6 年）
5. $300\,[\text{V}]$ の電圧で $5\,[\text{A}]$ の電流が流れるフィラメントがある．この時の温度を求めなさい．ただし，$0\,°\text{C}$ の時，抵抗は $9.7\,[\Omega]$ で，抵抗の温度係数は $5.3\times10^{-3}\,[1/°\text{K}]$ とする．
6. 図 2.21 で抵抗 R_1，R_2，R_3 の並列回路に電流 I_0 が流れた．抵抗 R_3 を流れる電流 I_3 を求めなさい．　　　　　　　　　　　　　　　　（平成 4 年）

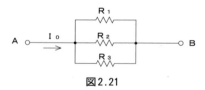

図 2.21

7. 図 2.22 の合成抵抗を求めなさい．

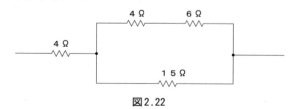

図 2.22

8. 図 2.23 の合成抵抗と回路に流れる電流を求めなさい．

2.2 抵抗の性質

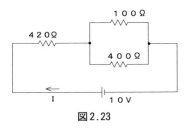

図2.23

9. 図2.24でR_3に流れる電流が1.5[A]のとき，R_1は何[Ω]か．（平成13年）

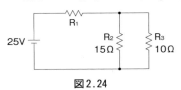

図2.24

10. 図2.25でAB間の電圧を90[V]にした．BC間の電圧を求めなさい．

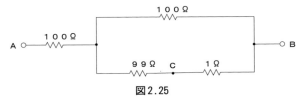

図2.25

11. 図2.26(a)でR_1，R_2を1[MΩ]とし，R_3，R_4，R_5，R_6を2[MΩ]とするとAB間の抵抗は何[Ω]になるか． （平成10年）

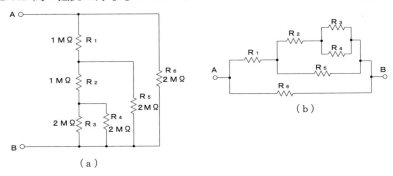

図2.26

12. 図 2.27 の回路の電流 I_1, I_2 と A－B 間の合成抵抗 R を求めなさい．

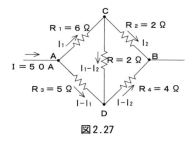

図 2.27

13. 図 2.28 で可変抵抗 V_R を最大値（6 [kΩ]）から 0 まで変化させたとき，電流計の指示値 I はどのように変化するか．

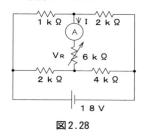

図 2.28

(1) 矢印の方向から 3 [mA] から反対方向に 3 [mA] まで変化する．
(2) 矢印の方向に 3 [mA] から 0 まで変化する．
(3) 矢印の方向に 3 [mA] 一定である．
(4) 矢印の反対方向に 3 [mA] 一定である．
(5) 常に 0 で変化しない． （平成 11 年）

14. 図 2.29 の合成抵抗を求めなさい．

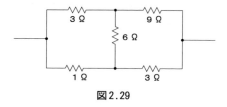

図 2.29

15. 図 2.30 の合成抵抗を求めなさい．

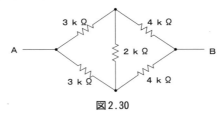

図2.30

16. 図 2.31 の回路に流れる電流 I を求めなさい．

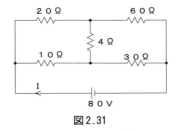

図2.31

17. 図 2.32 の回路で，5 [kΩ] の抵抗に電流が流れないとき，R はいくらか．

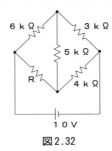

図2.32

演習問題 2.2　解答

1. $100 \times 10^6 = 10^8$ [Ω]

   $10^8 \div 10^3 = 10^5$ [kΩ]

2. $5 \times 10^4 = 5 \times 10 \times 10^3 = 50$ [kΩ]

   $8 \times 10^9 = 8 \times 10^3 \times 10^6 = 8000$ [MΩ]

3. $R = 1 \times 10^{-6} \times \dfrac{10}{2 \times 10^{-6}} = 5 \ [\Omega]$

4. （答　A，D，E）

   B. 合金の組成金属間に境界ができるので抵抗は大きくなる．

   C. 抵抗は断面積で決まるので形には無関係である．

5. 使用時のフィラメントの温度を $t°C$ とすると，

   $60 = 9.7(1 + 5.3 \times 10^{-3} t)$

   $t = 978.4°C$　約 $1000°C$ である．

6. AB間の電圧 V_{AB} が分かれば，これが抵抗 R_3 の両端の電圧になる．

   $I_3 = \dfrac{V_{AB}}{R_3}$ から求められる．

   V_{AB} を求めるには，オームの法則から，並列の合成抵抗 R_0 に電流 I_0 をかければよい．

   合成抵抗　$\dfrac{1}{R_0} = \dfrac{1}{R_1} + \dfrac{1}{R_2} + \dfrac{1}{R_3} = \dfrac{R_1 R_2 + R_2 R_3 + R_3 R_1}{R_1 R_2 R_3}$

   $R_0 = \dfrac{R_1 R_2 R_3}{R_1 R_2 + R_2 R_3 + R_3 R_1}$

   $V_{AB} = I_0 R_0 = I_0 \dfrac{R_1 R_2 R_3}{R_1 R_2 + R_2 R_3 + R_3 R_1}$

   $I_3 = \dfrac{V_{AB}}{R_3} = \dfrac{R_1 R_2}{R_1 R_2 + R_2 R_3 + R_3 R_1} I_0$

7. $\dfrac{1}{R} = \dfrac{1}{10} + \dfrac{1}{15} = \dfrac{5}{30}$

   $R = 6 \ [\Omega]$

   合成抵抗は，$4 + 6 = 10 \ [\Omega]$

8. $\dfrac{1}{R} = \dfrac{1}{100} + \dfrac{1}{400} = \dfrac{5}{400}$

   $R = 80 \ [\Omega]$

   合成抵抗は，$420 + 80 = 500 \ [\Omega]$

   $I = \dfrac{V}{R} = \dfrac{10}{500} = 0.02 \ [A] = 20 \ [mA]$

9. R_3 の両端の電圧は，$V_3 = 1.5 \times 10 = 15$ [V]

   R_2 に流れる電流は，$I_2 = \dfrac{15}{15} = 1$ [A]

   R_1 に流れる電流は，$I_1 = 1.5 + 1 = 2.5$ [A]

   R_1 の両端の電圧は，25 [V] $-$ 15 [V] $=$ 10 [V]

   $$R_1 = \dfrac{10}{2.5} = 4 \ [\Omega] \quad \begin{pmatrix} V \to R_1 \to R_2 \to V \text{ の閉回路から } V = I_1 R_1 + I_2 R_2 \\ 25 = 2.5 R_1 + 1 \times 15 \quad 25 - 15 = 2.5 R_1 \text{ と同じになる．} \end{pmatrix}$$

10. 合成抵抗は，$100 + 50 = 150$ [Ω]

    全電流は，$I = \dfrac{90}{150} = 0.6$ [A]

    C を流れる電流は，0.3 [A] $\quad \begin{pmatrix} 100 \ [\Omega] \text{ と } 100 \ [\Omega] \text{ の並列なので半分に} \\ \text{分流する．} \end{pmatrix}$

    BC 間の電圧は，

    $V = 0.3 \times 1 = 0.3$ [V]

11. 抵抗の直列回路の合成抵抗は，内側（R_3，R_4）から計算して行く．

    R_3，$R_4 = 2$ [MΩ] を計算して 1 [MΩ]．これと R_2（$= 1$ [MΩ]）を合成すると 2 [MΩ]．これと R_5（2 [MΩ]）を合成して 1 [MΩ]．これと R_1（$= 1$ [MΩ]）を合成して 2 [MΩ]．これと R_6（$= 2$ [MΩ]）を合成して，結局 1 [MΩ]．

12. 閉回路 A→C→D→A で式を立てると，

    $I_1 R_1 + R(I_1 - I_2) - R_3(I - I_1) = 0 \quad 6I_1 + 2I_1 - 2I_2 - 5I + 5I_1 = 0$

    $13 I_1 - 2 I_2 - 5 \times 50 = 0$

    閉回路 B→C→D→B で式を立てると，

    $-I_2 R_2 + R(I_1 - I_2) + R_4(I - I_2) = 0 \quad -2I_2 + 2I_1 - 2I_2 + 4I - 4I_2 = 0$

    $2 I_1 - 8 I_2 + 4 \times 50 = 0$

    連立方程式は，

    $$\begin{cases} 13 I_1 - 2 I_2 = 250 \\ 2 I_1 - 8 I_2 = -200 \end{cases}$$

これを解いて，$I_1=24$ [A]，$I_2=31$ [A]

A-B間の電圧は，

$V_{AB}=I_1R_1+I_2R_2=24\times6+31\times2=206$ [V]

∴ 合成抵抗 $R=\dfrac{V_{AB}}{I}=\dfrac{206}{50}=4.12$ [Ω]

13. (**答　5**)

ブリッジの平衡条件が成り立つので，電流計に流れる電流は，常に0である．

平衡条件　$\dfrac{1}{2}=\dfrac{2}{4}$　$1\times4=2\times2$　が成り立つ．

14. ブリッジ回路で平衡しているので6 [Ω] には電流が流れないから取り除いてよい．

$\dfrac{1}{R}=\dfrac{1}{12}+\dfrac{1}{4}=\dfrac{1}{3}$

$R=3$ [Ω]

15. ブリッジが平衡している．

$3+4=7$ [kΩ]

$\dfrac{7}{2}=3.5$ [kΩ]

16. $R_1\times R_4=R_2\times R_3$　$20\times30=10\times60$　が成り立っているので，ブリッジは平衡している．このため，4 [Ω] の抵抗の両端の電位が同電位になり，電流が流れない．したがって，4 [Ω] を取り去ってもよいし，短絡してもよい．取り去ったとき，合成抵抗 R は，

$R=\dfrac{(20+60)(10+30)}{(20+60)+(10+30)}=\dfrac{3200}{120}$　　$R=\dfrac{80}{3}$ [Ω]

$I=\dfrac{V}{R}=\dfrac{80}{80/3}=3$ [A]

17. 5 [kΩ] に電流が流れないので，ブリッジは平衡している．

∴　$6\times4=R\times3$　　$R=8$ [kΩ]

2.3 電　力

2.3.1 電力とジュール熱
■要　　項■

電流による発熱量 Q [J]　　　$Q = IVt = I^2Rt = \dfrac{V^2}{R}t$

　　R：抵抗 [Ω]，　V：電圧 [V]，　I：電流 [A]，　t：時間 [s]

電力 P [W]　　W：ワット　　　$P = IV = I^2R = \dfrac{V^2}{R}$

　　R：抵抗 [Ω]，　V：電圧 [V]，　I：電流 [A]

4.185 [J] = 1 [cal]

1 [J] = 0.2389 [cal]

電力量 W [J] = Pt [J]（= [Ws]）

消費電力量 H [kWh] は P [kW] の電力を T [h] 消費したとき

　　H = PT [kWh]　　1 [kWh] = 3600 [kWs] = 3600000 [Ws]（= [J]）

【例題 2.3】
1．10 [V] で 2 [W] の電力を消費する抵抗に 50 [V] の電圧を加えたとき，流れる電流は何 [A] か．　　　　　　　　　　　　　　　（平成11年）

【解】

　　電力 $P = VI = I^2R = \dfrac{V^2}{R}$

　　$2 = \dfrac{10^2}{R}$　　∴　$R = \dfrac{10^2}{2} = 50$ [Ω]

　　$I = \dfrac{V}{R} = \dfrac{50}{50} = 1$ [A]

2．電圧 100 [V] の直流電源に負荷抵抗を接続して 10 分間通電したところ，300 [kJ] のエネルギーを消費した．この負荷に流れた電流は何 [A] か．

（平成10年）

【解】

エネルギー [J] と電力 [W] との関係は，$W = \dfrac{J}{s}$ である．

J = Ws

300000 [J] = 10 × 60 [s] × P

$P = \dfrac{300000}{600} = 500$ [W]

P = IV ∴ $I = \dfrac{P}{V} = \dfrac{500}{100} = 5$ [A]

3． 10 [Ω] の抵抗に 2 [A] の電流を流すとき，1 時間に発生する熱量は何 cal か．

【解】

$H = 0.24 \times I^2 R t = 0.24 \times 2^2 \times 10 \times 60 \times 60 = 34.56$ [kcal]

● 演習問題 2.3

1． 100 [V] の直流電源に 45 [Ω] の負荷抵抗を接続した．この負荷抵抗で 1 時間に発生する熱量は何 [J] か．ただし，電源 E の内部抵抗は 5 [Ω] とする．

2． 内部抵抗 500 [Ω]，出力端子の開放時の電圧 150 [V] の回路に 500 [Ω] の負荷をつないだ．この負荷で消費される電力は何 [W] か．（平成 8 年）

3． 100 [V]，50 [W] の電熱器の抵抗は何 [Ω] か．この時，10 分間つけたままにした時，電力量は何 [J] か．

4． 100 [V]，500 [W] の電熱器を 10 分間つけた時，何 [cal] の熱が発生するか．

5． 100 [V] の直流電圧があり，20 分間電流を流したとき，1200 [kJ] のエネルギーになった．流れた電流はいくらか．

6． 100 [V] の電源につなぐと 400 [W] を消費する抵抗線がある．この抵抗線を 200 [V] の電源に 8 時間つなぐとき，消費電力量 [kWh] はどれか．

　　1．3.2　　2．6.4　　3．12.8　　4．6400　　5．12800

（平成16年）

2.3 電　力

演習問題 2.3　解答

1. 合成抵抗は，$R_0 = 5 + 45 = 50$ [Ω]

   流れる電流は，$I = \dfrac{100}{50} = 2$ [A]

   負荷で消費する電力は，$P = I^2 R = 2^2 \times 45 = 180$ [W]

   発生する熱量は，W [J] $= W \cdot s = 180 \times 60 \times 60 = 6.48 \times 10^5$ [J]

2. 内部抵抗と負荷は直列になるので合成抵抗は，$R_0 = 500 + 500 = 1000$ [Ω]
   無負荷のとき，端子に表れる電圧は電源の起電力 E である．

   流れる電流は，$I = \dfrac{E}{R_0} = \dfrac{150}{1000} = 0.15$ [A]

   負荷 500 [Ω] で消費する電力は，
   　　　$P = I^2 R = 0.15^2 \times 500 = 11.25$ [W]

3. $P = \dfrac{V^2}{R}$　　　$50 = \dfrac{100^2}{R}$　　　$R = 200$ [Ω]

   　　W [J] $= \dfrac{100^2}{200} \times 10 \times 60 = 3 \times 10^4$ [J]

4. $P = \dfrac{V^2}{R}$　　　$500 = \dfrac{100^2}{R}$　　　$R = 20$ [Ω]

   　　Q [cal] $= \dfrac{1}{4.2} \times \dfrac{100^2}{20} \times 10 \times 60 = 7.14 \times 10^4$ [cal]

5. $100 \times I \times 20 \times 60 = 1200 \times 10^3$
   　　$I = 10$ [A]

6. （答　3）

   100 [V]，400 [W] の抵抗線の抵抗は $P = \dfrac{V^2}{R}$ より $400 = \dfrac{100^2}{R}$

   $R = \dfrac{10000}{400} = 25$ [Ω]　　この抵抗に 200 [V] を加えると

   $P = \dfrac{2000}{25} = 1600$ [W]

   消費電力量 $H = PT = 1600 \times 8 = 12800 = 12.8$ [kWh]

2.4 電流計と電圧計の目盛拡大

2.4.1 電流計の倍率
■要　項■

電流計と抵抗の並列接続で測定範囲は n 倍になる．この抵抗を分流器という（図2.33）．

$$R_s = \frac{R_a}{n-1}$$

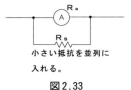

小さい抵抗を並列に入れる．

図2.33

2.4.2 電圧計の倍率
■要　項■

電圧計と抵抗の直列接続で測定範囲は n 倍になる．この抵抗を倍率器という（図2.34）．

$$R_m = R_v(n-1)$$

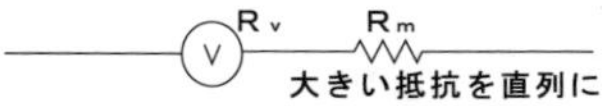

大きい抵抗を直列にいれる．

図2.34

【例題 2.4】

1．最大目盛 100 [mA]，内部抵抗 1.0 [Ω] の電流計がある．最大 500 [mA] まで測定できるようにするには何 [Ω] の分流器をつければよいか（図2.35）．

（平成11年）

【解】

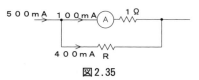

図2.35

電流計には 100 [mA] しか流せないので，400 [mA] を分流器 R に流す．電流計と分流器の両端の電圧は等しいので，

$$0.4 \, [A] \times R = 0.1 \, [A] \times 1$$

$$R = 1 \times \frac{0.1}{0.4} = 0.25 \, [\Omega] \quad \left(\text{公式に } n = \frac{500}{100} = 5 \text{ を代入しても求まるが，このようにオームの法則から求めた方がよい．} \right)$$

2. 図2.36で電圧計の読みは2 [V], 電流計の読みは5 [mA] であった. 抵抗 R は何 [Ω] か. ただし, 電流計の内部抵抗は10 [Ω] とする.

【解】

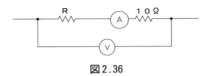

図2.36

電圧計の指示は抵抗 R と電流計の端子電圧の和である. 抵抗 R を流れる電流は5 [mA] である.

$R \times 5 \times 10^{-3} + 10 \times 5 \times 10^{-3} = 2$

$R = \dfrac{2 - 0.05}{0.005} = 390 \ [\Omega]$ $\left(\begin{array}{l} V = A(R + r_A) \text{ より } \dfrac{V}{A} = R + r_A \\ R \text{ と } r_A \text{ の直列の合成抵抗となる. } R \gg r_A \\ \text{ならば誤差は小さくなる} \end{array} \right)$

3. フルスケール100 [μA], 内部抵抗1 [kΩ] の電流計でフルスケール100 [mA] の電流計を作りたい. 何 [Ω] の抵抗をどう入れるとよいか (図2.37).

(平成 8 年)

【解】

電流計の目盛り拡大であるから, 電流計と並列に分流器を入れる.

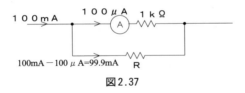

図2.37

$100 \times 10^{-6} \ [A] \times 1000 \ [\Omega] = 99.9 \times 10^{-3} \ [A] \times R$

$R = \dfrac{0.1}{99.9 \times 10^{-3}} = \dfrac{100}{99.9} = 1.001 \ [\Omega]$

$100 \ [\mu A] = 0.1 \ [mA]$

並列に1 [Ω] の抵抗を入れる.

● 演習問題 2.4

1. 最大目盛 100 [mA]，内部抵抗 50 [Ω] の直流電流計がある．この電流計を最大 100 [V] まで測定できる電圧計としたい．何 [Ω] の抵抗をどのようにつなげばよいか．
2. 最大目盛 10 [mA]，内部抵抗 200 [Ω] の電流計がある．これを最大目盛 50 [V] の電圧計にするには，どのように接続し，何 [Ω] とすればよいか．
3. 最大目盛 100 [mA]，内部抵抗 49.5 [Ω] の電流計がある．これを最大目盛 10 [A] の電流計として使いたい．どのように何 [Ω] の抵抗をつなげばよいか．
4. 最大目盛 20 [mA] で内部抵抗が 19.2 [Ω] の直流電流計がある．これを最大 0.5 [A] まで測定できる電流計としたい．何 [Ω] の抵抗をどのように接続すればよいか．
5. 図 2.38 のような回路で，抵抗 R を求めなさい．

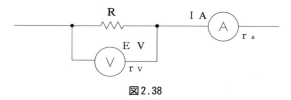

図 2.38

演習問題 2.4 解答

1. 電流計に直列に r_1 の倍率器を接続して両端の電圧が 100 [V] の電圧を加えたとき，内部抵抗 r_0 の電流計に流れる電流が 100 [mA] になるように接続すればよい．

   $V = I_0 R = I_0 (r_0 + r_1)$

   $R = r_0 + r_1$

   $100 = 100 \times 10^{-3}(50 + r_1)$

   ∴ $r_1 = 950$ [Ω]　を直列に接続する．

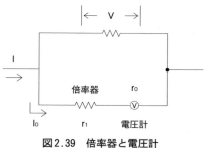

図 2.39 倍率器と電圧計

2. $50 = 10 \times 10^{-3}(200 + r_1)$

これより $r_1 = 4800\ [\Omega]$ の抵抗を直列に接続する.

3. $10\ [A]$ は,$100\ [mA]$ の 100 倍である.

$$r_1 = \frac{49.5}{100-1} = \frac{49.5}{99} = 0.5\ [\Omega] \quad \left(\begin{array}{l}\text{オームの法則から}\ 0.1 \times 49.5 = 9.9\,r_1 \\ \text{から求めても同じになる.}\end{array}\right)$$

分流器として,$0.5\ [\Omega]$ の抵抗を並列に接続する.

$$R_s = \frac{r_1}{I-I_0} \cdot I_0 = \frac{r_1}{\frac{I}{I_0}-1} = \frac{r_1}{n-1}$$

$\left(\dfrac{I}{I_0} = n\ \text{とおいた.}\right)$

図2.40　分流器と電流計

4. $r_1 = \dfrac{500}{20} = 25\ [倍]$　　　$r = \dfrac{19.2}{25-1} = 0.8\ [\Omega]$

∴　$0.8\ [\Omega]$ の抵抗を並列に接続する.

5. オームの法則を使う.

R を流れる電流 I_R は,$I_R = \dfrac{E}{R}$

電圧計を流れる電流 I_V は,$I_V = \dfrac{E}{r_V}$

電流計のよみ I は,$I = I_R + I_V$

抵抗 R の真値は,$R = \dfrac{E}{I_R}$ である.

$$I_R = I - I_V = I - \frac{E}{r_V} \quad \therefore\ R = \frac{E}{I_R} = \frac{E}{I - \dfrac{E}{r_V}}$$

$A = \dfrac{V}{R} + \dfrac{V}{r_V} = V\left(\dfrac{1}{R} + \dfrac{1}{r_V}\right)$ より $\dfrac{V}{A} = \dfrac{1}{\dfrac{1}{R} + \dfrac{1}{r_V}}$ となり,R と r_V の並列の合成

抵抗になる.$R \ll r_V$ なら誤差が小さくなる.

第3章

磁　気

第3章 磁　気

3.1 磁気に関する基本法則

3.1.1 クーロンの法則

■要　項■

大きさが m_1 [Wb] と m_2 [Wb] の点磁極が距離 r [m] 離して置いてあるとき，各磁極に働く力の大きさ F [N] は，「磁極の大きさの積に比例し，距離の2乗に反比例する．」これを磁気におけるクーロンの法則という．

$$F \propto \frac{m_1 m_2}{r^2}$$ 　比例定数を k とすると，

$$F = k\frac{m_1 m_2}{r^2} = \frac{1}{4\pi\mu} \cdot \frac{m_1 m_2}{r^2} \text{ [N]}$$

ただし，μ：透磁率　　$\mu = \mu_s \mu_0$　　$\mu_0 = 4\pi \times 10^{-7}$ [H/m]：真空中の透磁率
　　　　μ_s：比透磁率　　空気中では $\mu_s \fallingdotseq 1$，純鉄では $\mu_s = 13000$ 以上

真空中（＝空気中）では，

$$F = 6.33 \times 10^4 \frac{m_1 m_2}{r^2} \text{ [N]}$$

力の方向は，同極どうしは反発力，異なる極どうしは吸引力．
＋極を N 極，－極を S 極という．

3.1.2 磁　界

■要　項■

図3.1のように m [Wb] の磁極から r [m] 離れた点の磁界の大きさ H [A/m] は，「その点に単位正磁極（＝＋1 [Wb]）を置いたとき，これに働く力の大きさをその点の磁界の大きさとし，力の向きを磁界の方向とする．」と定義する．空気中では，

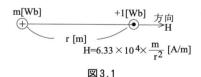

図3.1

$$H = \frac{1}{4\pi\mu_0} \cdot \frac{m}{r^2} = 6.33 \times 10^4 \frac{m}{r^2} \text{ [A/m]}$$

磁界は,力と同じ「ベクトル量」である.磁界 H [A/m] 中に m [Wb] の磁極を置くと $\vec{F} = \vec{H}m$ [N] の力が作用する.

3.1.3 磁力線
■要　項■
磁界の大きさが H [A/m] の点には,磁界と垂直の面に 1 [m²] 当たり H [本] の磁力線が通過している.

3.1.4 磁　束
■要　項■
「m [Wb] の磁極からは,m [Wb] の磁束が出る」と定義する.+m [Wb] の点磁極から距離 r [m] 離れた点の磁束密度 B は,半径 r の球の表面積 $4\pi r^2$ で割ればよい(図3.2).

$$B = \frac{m}{4\pi r^2} \text{ [T:テスラ]} \text{([Wb/m}^2\text{])}$$

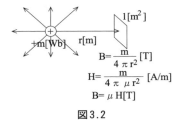

図3.2

になる.また,この点の磁界は,空気中では,$H = \frac{m}{4\pi\mu_0 r^2}$ だから,$B = \mu_0 H$ [T] の関係がある.

【例題 3.1】

1. $m_1 = 5 \times 10^{-4}$ [Wb] と $m_2 = -4 \times 10^{-4}$ [Wb] の点磁極が 20 [cm] 離れているとき,働く力の大きさと方向を求めなさい.

【解】
力 $F = 6.33 \times 10^4 \frac{m_1 m_2}{r^2} = 6.33 \times 10^4 \times \frac{5 \times 10^{-4} \times 4 \times 10^{-4}}{0.2^2} = 0.317$ [N]

力 F の方向は,図3.3のように吸引力になる.

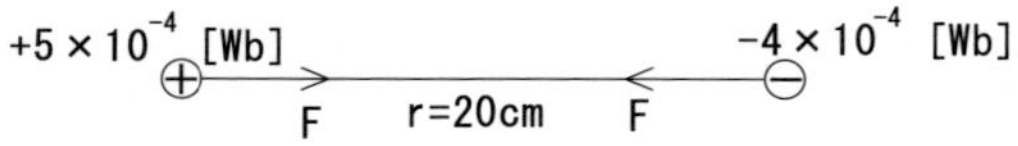

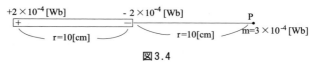

図3.3

2． 図3.4のP点に磁極 $m = 3 \times 10^{-4}$ [Wb] を置いたとき，これに働く力Fと方向を求めなさい．ただし，空気中とする．

図3.4

【解】

$-$極と m 極との間に働く力 F_1 は，

$$F_1 = 6.33 \times 10^4 \times \frac{2 \times 10^{-4} \times 3 \times 10^{-4}}{0.1^2} = 0.38 \text{ [N]}（吸引力）$$

$+$極と m 極との間に働く力 F_2 は，

$$F_2 = 6.33 \times 10^4 \times \frac{2 \times 10^{-4} \times 3 \times 10^{-4}}{0.2^2} = 0.095 \text{ [N]}（反発力）$$

P点に働く力は F_1 と F_2 のベクトル合成になる．F_1 は吸引力，F_2 は反発力で反対向きだから，$F_1 - F_2 = 0.38 - 0.095 = 0.285$ [N] で左向きになる．

3． 図3.5のような，5×10^{-4} [Wb] の強さで長さ20 [cm] の磁石の中心から10 [cm] 離れた点の磁界Hを求めなさい．ただし，空気中とする．

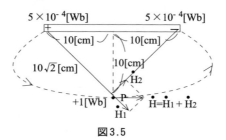

図3.5

【解】

P点に$+1$ [Wb] を置いたとき，これに働く力が磁界である．$+$極による

3.1 磁気に関する基本法則

磁界の大きさ H_1 は，

$$H_1 = 6.33 \times 10^4 \times \frac{5 \times 10^{-4}}{(0.1\sqrt{2})^2} = 1583 \, [\text{A/m}]$$

で反発力だから図3.5の $\dot{H}_1$ になる．－極による磁界 H_2 は，H_1 と同じ大きさで吸引力だから図3.5の $\dot{H}_2$ のようになる．P点の磁界 $\dot{H}$ はベクトル合成だから，

$$H = \sqrt{H_1^2 + H_2^2} = \sqrt{2}\,H_1 = \sqrt{2} \times 1583 = 2239 \, [\text{A/m}]$$

になる．磁力線は，磁石の＋(N極)から－(S極)に点線のようにできて，磁界はこの接線方向になる．

4． 単位について正しい組合せはどれか． (平成4年)

 a．磁界の強さ————A/m
 b．磁　　　束————Wb
 c．磁束密度————T (テスラ)
 d．磁極の強さ————Wb/m²
 e．透　磁　率————H/m²

 1．a, b, c　　2．a, b, e　　3．a, d, e
 4．b, c, d　　5．c, d, e

【解】（答　1)

d．磁極の強さ m の単位は [Wb]．e．透磁率 μ の単位は [H/m] である．

透磁率 μ の単位は，$B = \mu H$ の関係から，

$$\mu = B[\text{Wb/m}^2](=[\text{T}])/H\,[\text{A/m}] = [\text{Wb/Am}]$$

[Wb/A] はインダクタンス $L = \phi[\text{Wb}]/I[\text{A}] = [\text{H}]$ だから，$\mu = [\text{H/m}]$ となる．

●演習問題 3.1

1． 次の文章の（　）の中に適する語句を入れなさい．

磁気におけるクーロンの法則とは，「2つの磁極の間に働く力は，磁極の強さの（ 1 ）に（ 2 ）し，距離の（ 3 ）に（ 4 ）する．」

第3章 磁　気

2．H＝500 [A/m] の磁界の中に，m＝2×10⁻⁴ [Wb] の磁極を置いたとき，これに働く力の大きさ F を求めなさい．
3．空気中で，磁界の強さが H＝1000 [A/m] の点の磁束密度 B はいくらか．ただし，空気中の透磁率 μ_0＝4π×10⁻⁷ [H/m] とする．
4．次の値の単位を記入しなさい．
  a．磁　　界―――[　　　　] b．磁　　束―――[　　　　]
  c．透 磁 率―――[　　　　] d．磁　　極―――[　　　　]
  e．磁束密度―――[　　　　]

演習問題 3.1　解答

1．1．積　　2．比例　　3．2乗　　4．反比例
2．F＝m H＝2×10⁻⁴×500＝0.1 [N]
3．B＝μ_0H＝4π×10⁻⁷×1000＝1.26×10⁻³ [T]
4．a．[A/m]　b．[Wb]　c．[H/m]　d．[Wb]　e．[T]

3.2 電流による磁界

3.2.1 アンペアの右ねじの法則
■要　項■
　電線に電流が流れると，電線の周りに図3.6のような向きに磁界Hが発生する．これは窓の鍵を閉めるとき，鍵の進む方向を電流の方向に，鍵を回す方向に磁界の方向を適用すればよい．これを「アンペアの右ねじの法則」という．

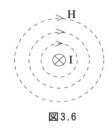

図3.6

3.2.2 コイルにできる磁界
■要　項■
　コイルに電流が流れると，図3.7のように「アンペアの右ねじの法則」により磁界Hができる．このコイルの中に鉄心を入れると磁束の出て行く方（左側）にN極，入る方にS極の電磁石ができる．

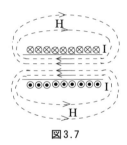

図3.7

3.2.3 ビオ・サバールの法則
■要　項■
　図3.8のように，電線の長さ ΔL に電流 I [A]が流れているとき，距離 r [m] 離れた点にできる磁界 ΔH の大きさは，

$$\Delta H = \frac{I \Delta L \sin\theta}{4\pi r^2} \ [\text{A/m}]$$

になる．

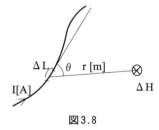

図3.8

3.2.4 アンペアの周回路の法則
■要　項■

図3.9のような環状鉄心に，N［巻］のコイルを巻き，電流 I［A］を流すと，鉄心中に磁界Hができる．この磁界に沿って1周したとき，この中に囲まれた電線の数Nと電流Iの積は，磁界Hと長さLの積に等しい．NI＝HL［A］が成り立つ．これを「アンペアの周回路の法則」という．

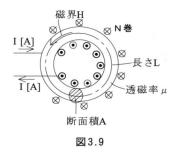

図3.9

3.2.5 磁気回路
■要　項■

図3.9の環状鉄心中の磁束 ϕ は，$\phi = \dfrac{NI}{R}$ になる．

ϕ：磁束［Wb］，NI：起磁力［A］，$R = \dfrac{L}{\mu A}$：磁気抵抗［H^{-1}］（長さに比例し面積に反比例する）．この式を磁気回路におけるオームの法則という．

3.2.6 ヒステリシス現象
■要　項■

環状鉄心において，電流Iを0から増加していくと磁束密度Bは図3.10のように増加する．始めは比例して増加するが，だんだんと磁束密度Bは飽和して一定になる．電流Iを減少させると，元の経路をたどらず，電流を0にしても磁束が残る．この磁束を残留磁気という．更に電流を逆方向に流すと，磁束は0になる．この点を保磁力という．電流を

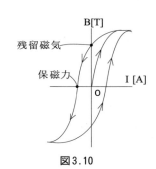

図3.10

更に増加すると，再び飽和する．このように電流を増加したときと，減少させたときに異なる経路をたどる現象をヒステリシス現象という．この面積はヒステリシス損といい，鉄心を温める．ヒステリシス曲線は，横軸に鉄心中の磁界Hをとるが，IとHは比例するので図3.10はIで表してある．

3.2.7 磁性体
■要　項■
強磁性体………磁界中に物体を置くと，図3.11のように強く磁化され，磁界を除いても磁化が残る物体をいう．鉄，ニッケル，コバルトとその合金など．

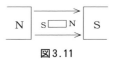

図3.11

常磁性体………磁化の程度が弱く，磁界を除くと消える物体をいう．アルミ，白金，パラジウム，空気など．
反磁性体………磁化が弱くNSが反対向きに生ずる．銅，銀，鉛，水銀，水，水素など．

3.2.8 フレミングの左手の法則
■要　項■
磁束密度B[T]の磁界中に，電流I[A]が流れている長さL[m]の電線を入れると，電磁力Fは，F＝BIL[N]の力が働く．この方向は，左手の中指と人指し指と親指をそれぞれ90度に開き，中指を電流の向きに，人指し指を磁界に合わせるとき，親指の向きが力Fの方向になる．これを「フレミングの左手の法則」という．モータは，これにより回転する．

【例題3.2】
1. 半径r[m]，巻数Nの円形コイルにI[A]の電流を流したとき，コイルの中心の磁界の強さ[A/m]を表すのはどれか． (平成7年)

1. INr　　2. $\dfrac{IN}{2r}$　　3. $\dfrac{IN}{r}$　　4. $\dfrac{IN}{2\pi r}$　　5. $\dfrac{IN}{r^2}$

【解】 (答 2)

図3.12のように,コイルに電流Iが流れると,コイル中心には紙面の表から裏の方向に磁界Hができる.コイルの微小長さ$\varDelta L$ [m]に電流I [A]が流れているとき,中心の磁界$\varDelta H$ [A/m]は,「ビオ・サバールの法則」から,$\theta=90°$だから,

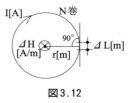

図3.12

$$\varDelta H = \frac{I \varDelta L}{4\pi r^2} \text{ [A/m]}$$

になる.コイルの長さは,$2\pi r$ [m]なので,磁界Hは,

$$H = \frac{I \times 2\pi r}{4\pi r^2} = \frac{I}{2r} \text{ [A/m]}$$

となる.巻数がNのときは,$H = \frac{NI}{2r}$ [A/m]になる.

2. 1本の電線から,r [m]離れた点の磁界H [A/m]を求めなさい.

【解】

図3.13のように,電流Iが流れている電線からr [m]離れた点で円を描くと,この円周上の磁界Hは,同じ大きさになる.「アンペアの周回路の法則」から,磁界H [A/m]に円周の長さ$2\pi r$ [m]を掛けると,NIに等しくなる.

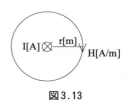

図3.13

$$2\pi r H = IN \qquad H = \frac{NI}{2\pi r} \text{ [A/m]}$$

N=1なので,$H = \frac{I}{2\pi r}$ [A/m]になる.

3. 磁束密度B=0.5 [T]の磁束と直角に,磁束と交叉する長さL=50 [cm]の電線を入れて,電流 I=15 [A]を流すと,これに働く力Fはいくらか.

【解】

電磁力の公式は,F=BILだから,

F=0.5×15×0.5=3.75 [N]

4. 図3.14のように,間隔r=30 [cm]離して,2本の電線がある.この電線

にそれぞれ反対向きに電流 10 [A] を流したとき，電線に働く力の大きさ F と方向を求めなさい．

【解】

上向きの電流 I_1 により下向きの電流 I_2 が流れている電線に生ずる磁界 H_1 は，「アンペアの右ねじの法則」により紙面の表から裏向きになる．その大きさ H_1 は，「アンペアの周回路の法則」から，

$$H_1 = \frac{I_1}{2\pi r}$$

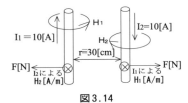

図 3.14

である．したがって，この点の磁束密度 B は，$B = \mu_0 H$ の関係から，

$$B = \mu_0 H_1 = 4\pi \times 10^{-7} \times \frac{I_1}{2\pi r} = \frac{2I_1 \times 10^{-7}}{r}$$

になる．電磁力 F は，$F = BIL$ だから，$L = 1$ [m] 当たりの力

$$F = \frac{2I_1 \times 10^{-7}}{r} \times I_2 \times 1 = \frac{2I_1 I_2 \times 10^{-7}}{r} = \frac{2 \times 10 \times 10 \times 10^{-7}}{0.3}$$
$$= 6.67 \times 10^{-5} \text{ [N/m]}$$

になる．方向は「フレミングの左手の法則」により右向きの向きになる．同様に左側の電線にも同じ大きさで，左向きに F が働く．

5．図 3.15 のような鉄心に巻数 $N = 100$ のコイルを巻き，電流 $I = 2$ [A] を流したら，鉄心に $\phi = 5$ [Wb] の磁束を生じた．この磁気回路の磁気抵抗を求めなさい．

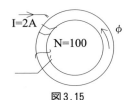

図 3.15

【解】

磁気回路における「オームの法則」より，$\phi = \dfrac{NI}{R}$ の関係がある．

$$R = \frac{NI}{\phi} = \frac{100 \times 2}{5} = 40 \text{ [H}^{-1}\text{]} \quad \text{([A/Wb] は [H}^{-1}\text{] になる．)}$$

第3章 磁　気

6. 単位で，誤っているのはどれか． （平成13年）

1. 電　束：C　　2. 磁　束：Wb　　3. 磁気抵抗：H^{-1}
4. 透磁率：Hm　　5. 抵抗率：Ωm

【解】（答　4）

4. 透磁率は [H/m] である．

磁気抵抗について検討する．「磁気回路におけるオームの法則」から，起磁力 NI [A]，磁束 ϕ [Wb]，磁気抵抗 R とすると，$R = \dfrac{NI}{\phi}$　単位で表すと

$$\frac{[A]}{[Wb]} = \frac{1}{[Wb]/[A]} = \frac{1}{[H]} = [H^{-1}]$$

になる．（インダクタンス $L = \dfrac{N\phi}{I} = \dfrac{[Wb]}{[A]} = [H]$）

7. 単位で，誤っているのはどれか． （平成12年）

1. 電界の強さ：V/m　　2. 誘電率：F/m
3. 抵抗率：Ω/m　　4. 透磁率：H/m
5. 磁界の強さ：A/m

【解】（答　3）

電線の長さ L[m]，断面積 A[m^2]，固有抵抗率 ρ とすると，

$$R[\Omega] = \rho \frac{L[m]}{A[m^2]} \quad \rho = \frac{RA}{L} = \frac{[\Omega][m^2]}{[m]} = [\Omega][m] \quad \text{になる．}$$

8. 正しいのはどれか． （平成6年）

a. 磁束の単位は Wb·m^{-2} である．
b. 磁束密度の単位は T（テスラ）である．
c. 磁場の強さと磁束密度との方向は一致している．
d. Fe, Co, Ni は強磁性体である．
e. 反磁性体の原子は磁場をかけても磁気モーメントを持たない．

1. a, b, c　　2. a, b, e　　3. a, d, e
4. b, c, d　　5. c, d, e

【解】（答　4）

a. 磁束の単位は [Wb] である.

e. 反磁性体でも，電子のスピン運動により生ずる磁気双極子モーメントは持っている．全体としては，互いに打ち消し合い 0 となっている．外部から磁界が加わると，電子の軌道運動が影響を受けて，磁界を弱めるように働く．

9．誤っているのはどれか． （平成5年）

1．鉄は強磁性体である．
2．強磁性体の磁化曲線は直線である．
3．渦電流損は変圧器の鉄心中に生じる鉄損の一つである．
4．ヒステリシス損は変圧器の鉄心中に生じる鉄損の一つである．
5．変圧器の鉄心中に生じる鉄損は熱として放出される．

【解】（答　2）

2．強磁性体の磁化曲線は，ヒステリス曲線を描く．

10．図3.16のヒステリシス曲線について正しいのはどれか． （平成7年）

1．Br を保持力と呼ぶ．
2．Hc を残留磁気と呼ぶ．
3．ループ面積が大きいほど発熱が大きい．
4．磁心材料は Hc が大きいものがよい．
5．磁石材料は Br が小さいものがよい．

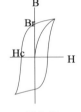

図3.16

【解】（答　3）

3．ヒステリシスループの面積はヒステリシス損といい，鉄心中で発する熱になる．磁束密度 B [Wb] と磁界 H [A/m] の積（＝ヒステリシス曲線の面積）は，BH＝[Wb/m^2]・[A/m]＝[Wb][A]/[m^3] になる．

コイルに起る電圧は $e = N\dfrac{d\phi}{dt}$ [V]＝$\dfrac{[Wb]}{[s]}$　[Wb]＝[V][s] だから，

[Wb][A]＝[V][A][s]．また，[W]＝$\dfrac{[J]}{[s]}$ より [J]＝[W][s]＝[V][A][s]

∴ BH＝$\dfrac{[Wb][A]}{[m^3]}$＝$\dfrac{[J]}{[m^3]}$ と 1 [m^3] 当たりのエネルギー [J] になる．

11. 単位で正しいのはどれか. （平成11年）
    1. 磁界の強さ：AT（アンペアターン）   2. 磁　束　　　：W（ワット）
    3. 磁束密度　　：T（テスラ）   4. 電界の強さ：V（ボルト）
    5. 誘電率　　　：F（ファラッド）

【解】（答　3）
    3. 磁束密度＝[T] が正しい．
    1. 磁界＝[A/m]，2. 磁束＝[Wb]，4. 電界＝[V/m]，5. 誘電率＝[F/m]

● 演習問題 3.2

1. 図 3.17 のように磁束密度 $B = 10$ [T] の磁界中に磁束と $60°$ 傾けて叉交する長さ $L = 30$ [cm] の導体に電流 $I = 20$ [A] を流したとき，導体に働く力と方向を求めなさい．

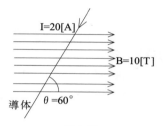

図 3.17

2. 単位で正しいのはどれか. （平成10年）
    1. 電束密度：$H \cdot m^{-2}$ 2. 磁束密度：$T \cdot m^{-2}$
    3. 抵抗率　：$\Omega \cdot m^{-1}$ 4. 誘電率　：$F \cdot m^{-1}$
    5. 電界の強さ：$C \cdot m^{-1}$

3. 単位で誤っているのはどれか. （平成9年）
    1. 抵抗率　：$\Omega \cdot m$ 2. 電界の強さ：$V \cdot m^{-1}$
    3. 磁界の強さ：$A \cdot m^{-1}$ 4. 磁気モーメント：$C \cdot V$
    5. 電　　力：$J \cdot s^{-1}$

4. 反磁性体はどれか. （平成8年）
    a. 銅   b. ニッケル   c. 鉄   d. コバルト   e. 銀
    1. a, b   2. a, e   3. b, c   4. c, d   5. d, e

3.2 電流による磁界

演習問題 3.2 解答

1. $F = BIL\sin\theta = 10 \times 20 \times 0.3 \times \sin 60° = 52.0 \,[\text{N}]$
   力の方向は，フレミングの左の法則を適用すると，紙面の裏から表の方向である．
2. 4.誘電率 $\varepsilon = [\text{F}\cdot\text{m}^{-1}] = [\text{F/m}]$
   1.電束密度 $D = [\text{c/m}^2]$，2.磁束密度 $B = [\text{T}]$，3.抵抗率 $\rho = [\Omega\cdot\text{m}]$，
   5.電界 $E = [\text{V/m}]$
3. 4.磁気モーメント [Wb m]
4. 2.a. e
   b.ニッケル，c.鉄，d.コバルトは強磁性体である．

3.3 誘導起電力

3.3.1 ファラデーの電磁誘導の法則
■要　　項■
　N巻のコイルが $\varDelta t$ [s] 間に $\varDelta \phi$ [Wb] の磁束を切ると電線に電圧 e が誘起する．この大きさ e は，$e = N\dfrac{\varDelta \phi}{\varDelta t}$ [V] になる．これを「ファラデーの電磁誘導の法則」という．

　$e = N\dfrac{\varDelta \phi}{\varDelta t} = N\dfrac{\varDelta \phi}{\varDelta I} \cdot \dfrac{\varDelta I}{\varDelta t} = L\dfrac{\varDelta I}{\varDelta t}$ [V] と変換すると電圧 e と電流 i の関係式になる．$L = N\dfrac{\varDelta \phi}{\varDelta I}$ [H] を自己インダクタンスという．

3.3.2 レンツの法則
■要　　項■
　「ファラデーの電磁誘導の法則」により求められた誘導起電力の方向を決めるのが「レンツの法則」である．コイルに，外部または自己のコイルに流れる電流により発生する磁束が叉交しているとき，磁束が増えるとこれを打ち消す方向にコイルは磁束を作る電圧が起る．磁束が減ると増やす方向にコイルは磁束を作ろうと電圧が起る．磁束が変化しないときは，電圧は起らない．

3.3.3 フレミングの右手の法則
■要　　項■
　N極とS極の間の磁界と直角に導線を置いてこれを速度 v [m/s] で移動すると，導線に誘導起電力が発生する．その方向は，「右手親指を移動の方向，人指し指を磁束の方向に合わせると，中指の方向が誘導起電力の方向を示す」．これを「フレミングの右手の法則」という．誘導起電力の大きさは，磁束密度 B [T]，磁束と叉交する導線の長さ L [m]，移動速度 v [m/s] とすると，e =

BLv〔V〕で表される．発電機の電圧はこの法則の応用である．

　磁界中を導板が移動すると，誘導起電力が発生するが，この電圧により板の周りに渦状に電流が流れる．これを渦電流といい，鉄心を温める．これを渦電流損という．ヒステリシス損と渦電流損を鉄損という．

3.3.4 磁気エネルギー
■要　　項■

　コイルのインダクタンス L〔H〕に電流 I〔A〕が流れているとき，コイルに蓄えられているエネルギー W は，$W=\frac{1}{2}LI^2$〔J〕になる．

【例題3.3】
1．50巻のコイルに 2〔A〕の電流を流したら $4×10^{-3}$〔Wb〕の磁束が生じた．このときの自己インダクタンスは何〔H〕か．ただし，漏れ磁束は無視できるものとする． (昭和61年)

【解】

　自己インダクタンス L は，$L=N\frac{\phi}{I}$ で定義される．

　$L=50×\frac{4×10^{-3}}{2}=0.1$〔H〕になる．

2．自己インダクタンス 25〔mH〕のコイルに流れる電流が，一様な変化率で，20〔ms〕間に 300〔A〕増加したとき，コイルに誘導される起電力は何 V か． (平成14年)

【解】

　コイルの誘導起電力 e は，$e=L\frac{\varDelta I}{\varDelta t}$ であり，電流が変化しているときのみ電圧が起る．($\varDelta$ は変化分を表す)

　$e=25×10^{-3}×\frac{300}{20×10^{-3}}=375$〔V〕

3．磁束密度が 0.6 T の平等磁界中で，磁界と直角に置かれた長さ 0.5 m の導体を磁界と直角方向に 10 m/s の速度で動かしたとき，導体の両端に生じる起電力は何 V か．　　　　　　　　　　　　　　　　　　　（平成13年）
　　1．1.2　　　2．3.0　　　3．3.3　　　4．8.3　　　5．12.0

【解】（答　2）
　　誘導起電力は，e＝BLv＝0.6×0.5×10＝3 [V] になる．

4．電磁誘導に関係あるのはどれか．　　　　　　　　　　　　　　（平成11年）
　　1．キルヒホッフの法則　　　2．レンツの法則
　　3．フレミングの左手の法則　　4．オームの法則
　　5．クーロンの法則

【解】（答　2）
　　2.「レンツの法則」は，誘導起電力の方向を決める法則である．

5．4 [mH] の自己インダクタンスに電流を流して 0.2 [J] の電磁エネルギーを蓄えるには何 [A] の電流を流せばよいか．　　　　　　　　　　（平成12年）

【解】
　　自己インダクタンス L [H] に電流 I [A] が流れているとき，インダクタンスに蓄えられる磁気エネルギー W は，
$$W = \frac{1}{2}LI^2 \ [J]$$
である．この式に数値を代入して，
$$0.2 = \frac{1}{2} \times 4 \times 10^{-3} \times I^2 \quad I^2 = \frac{0.2 \times 2 \times 10^3}{4} \quad I = \sqrt{10^2} = 10 \ [A]$$
になる．インダクタンス L を含む回路に電流が流れているとき，スイッチを切ると電流 I は瞬間に 0 になる．しかし，L に蓄えられているエネルギーは $\frac{1}{2}LI^2$ で，瞬間に 0 になれない．$e = L\frac{\mathit{\Delta}I}{\mathit{\Delta}t}$ で $\mathit{\Delta}t$ が非常に小さいので，e は高圧が生じ，接点が切れる瞬間に放電し，エネルギーはスイッチの接点で火花やアークを発生し，電磁波となって空間に放出される．これがラジオやテレビの雑音となる．静電エネルギーはコンデンサに蓄えられるので，電磁波を

発生しない.

● **演習問題 3.3**

1. L＝0.5 [H] のコイルに時間 t＝20 [ms] の間に電流が 2 [A] から 5 [A] に一様に変化した．この間にコイルに誘起する電圧は何 [V] か．

2. 図 3.18 のコイル N_1 のスイッチ S を閉じた瞬間にコイル N_2 に接続されている抵抗 R に流れる電流の方向を示しなさい．

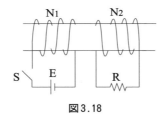

図 3.18

3. 磁束密度 B＝4 [T] の磁界中に磁束と叉交する長さ L＝60 [cm] の導体を図 3.19 のように磁束に対して 60 [度] の方向の速度 v＝5 [m/s] で動いたとき，導体に起る電圧は何 [V] か．また，電圧の方向を示しなさい．

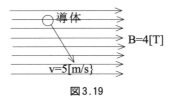

図 3.19

演習問題 3.3 解答

1. $e = L\dfrac{\Delta I}{\Delta t} = 0.5 \times \dfrac{(5-2)}{20 \times 10^{-3}} = 75$ [V]

2. コイル N_1 のスイッチ S を閉じると電流 I_1 が流れる．これによりコイル N_1 の中に右→左方向に磁束 ϕ_1 ができる（増加する）．この ϕ_1 はコイル N_2 を貫くので，コイル N_2 に電圧 e_2 が起きる．このコイル N_2 は，ϕ_1 を打消す方向に

ϕ_2 を作るように起きる．ϕ_2 が左→右向きに起きるには，コイル N_2 の右端が＋，左端が－になるので抵抗 R には右→左へ電流 i が流れる．

電流が増加するときは，R に右から左向きに誘導電流が流れる．減少するときは逆に左から右向きに流れる．

3． $e = BLv\sin\theta = 4 \times 0.6 \times 5 \times \sin 60° = 10.4$ [V]

電圧の方向は「フレミングの右手の法則」により，右手の人指し指を磁束 B の方向（右向き）に，親指を移動方向（下向き）に合せると，誘導起電力の方向を示す中指は紙面の裏から表の方向（⊙）になる．

第4章

交流回路

4.1 正弦波交流の表し方と計算

4.1.1 瞬時値の表し方 (図4.1)

■要　項■

瞬時値：$e = E_m \sin(\omega t + \phi) = \sqrt{2} E \sin(2\pi ft + \phi)$ [V]

最大値：$E_m = \sqrt{2} E = 1.41 E$ [V]

実効値：$E = \dfrac{E_m}{\sqrt{2}} = 0.707 E_m$ [V]

平均値：$E_{mean} = \dfrac{2E_m}{\pi} = 0.637 E_m$ [V]

角周波数（＝角速度）：$\omega = 2\pi f$ [rad/s]

周波数：f [Hz]，周期：$T = \dfrac{1}{f}$ [s]

基準軸からの時間：t [s]，角度：ωt [rad]

位　相：ϕ [rad]　基準軸からのずれ．

波形率：$\dfrac{実効値}{平均値} = \dfrac{\pi}{(2\sqrt{2})} = 1.11$（正弦波の場合）

波高率：$\dfrac{最大値}{実効値} = \dfrac{E_m}{(E_m/\sqrt{2})} = \sqrt{2} = 1.41$（正弦波の場合）

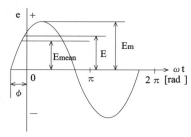

図4.1

4.1.2 正弦波交流のベクトル表示法（極座標法）

■要　項■

　正弦波交流は周波数が決まっているとき，大きさ（実効値）と位相が分かれば瞬時値で表すことができる．したがって，大きさと位相を求めればよい．

　瞬時値 $e = \sqrt{2} E \sin(\omega t + \phi)$ [V] をベクトルで表すと図4.2のようになる．

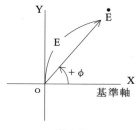

図4.2

4.1 正弦波交流の表し方と計算

X−Y 直交座標上において X 軸の正方向を基準軸として，位相（角度）φ を反時計方向を正に取り，原点 O から実効値 E の長さのベクトルを描く．

4.1.3 正弦波交流の和
■要　　項■
正弦波交流は位相があるため直流のように単に足すことはできない．瞬時値どうしの足し算は複雑な三角関数の計算が必要になる．瞬時値をベクトルで表しベクトル合成の結果から大きさと位相を求めると簡単になる．交流はベクトル計算になる．

【例題 4.1】
1．正弦波交流電流 $i = I_m \sin \omega t$ [A] の実効値を求めなさい．

【解】
実効値の定義は，「抵抗 R に直流の電流を流したときの消費電力と交流電流を流したときの平均電力が等しい値」を実効値としている．

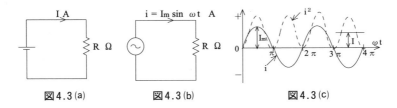

図 4.3(a)　　　　図 4.3(b)　　　　図 4.3(c)

図 4.3(a) のように抵抗 R [Ω] に直流電流 I [A] を流したとき，R での消費電力 P は，$P = I^2 R$ [W] になる．

図 4.3(b) のように同じ抵抗 R [Ω] に交流電流 i [A] を流したとき，R での瞬時消費電力 p は，$p = i^2 R = I_m^2 \sin^2 \omega t\, R$ [W] になる．$\omega t = \theta$ とおいて三角関数の公式から，

$$p = I_m^2 R \left\{ \frac{1 - \cos(2\theta)}{2} \right\} = \frac{I_m^2 R}{2} - \frac{I_m^2 R \cos(2\theta)}{2}$$

71

> [注] $\cos(2\alpha) = \cos^2\alpha - \sin^2\alpha = 1 - 2\sin^2\alpha$
> $\sin^2\alpha = \dfrac{1-\cos(2\alpha)}{2} = \dfrac{1}{2} - \dfrac{\cos(2\alpha)}{2}$

第2項は余弦波なので，平均すると0になる．したがって，平均電力Pは，

$$P = \dfrac{I_m^2 R}{2} \quad \therefore \quad I^2 R = \dfrac{I_m^2 R}{2} \quad I = \dfrac{I_m}{\sqrt{2}} \quad \text{となる．}$$

また，実効値は「瞬時値の2乗を平均して平方根を求める」ことから求められる．(Root Mean Square Value＝[$V_{r.m.s.}$] ともいう)

$I^2R = i^2R$ の平均　　　$I^2 = i^2$ の平均　　　$I = \sqrt{i^2 \text{の平均}}$

$$\begin{aligned}
i^2 \text{の平均} &= \dfrac{1}{\pi}\int_0^\pi (I_m \sin\theta)^2 d\theta = \dfrac{I_m^2}{\pi}\int_0^\pi \sin^2\theta\, d\theta \\
&= \dfrac{I_m^2}{\pi}\int_0^\pi \dfrac{1-\cos 2\theta}{2} d\theta = \dfrac{I_m^2}{2\pi}\int_0^\pi (1-\cos 2\theta) d\theta \\
&= \dfrac{I_m^2}{2\pi}\left[\theta - \dfrac{\sin 2\theta}{2}\right]_0^\pi = \dfrac{I_m^2}{2\pi}\times \pi = \dfrac{I_m^2}{2}
\end{aligned}$$

実効値　$I = \sqrt{\dfrac{I_m^2}{2}} = \dfrac{I_m}{\sqrt{2}}$ になる．

2．正弦波交流電圧 $e = \sqrt{2}E\sin\omega t$ [V] の平均値を求めなさい．

【解】

正弦波交流の平均値は1周期を平均すると0になってしまうので，半周期の平均を取る（全波整流の平均値と同じになる）．平均値は，図4.4の半周期の面積Sを求めて，半周期 π [rad] で割ればよい．

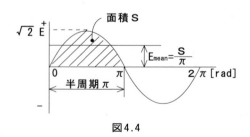

図4.4

正弦波半周期の面積Sは，

4.1 正弦波交流の表し方と計算

$$S = \int_0^\pi (E_m \sin\theta) d\theta = E_m \bigl[-\cos\theta \bigr]_0^\pi$$
$$= E_m(-\cos\pi + \cos 0) = 2E_m \quad になるから,$$

平均値 $E_{mean} = \dfrac{S}{\pi} = \dfrac{2E_m}{\pi}$ [V] となる.

3． $e_1 = 100\sin\left(\omega t + \dfrac{\pi}{6}\right)$ [V] と $e_2 = 50\sin\left(\omega t - \dfrac{\pi}{6}\right)$ [V] の位相差は何 [rad] か．

（平成12年）

【解】

e_1 の位相は $\dfrac{\pi}{6}$ [rad]，e_2 の位相は $-\dfrac{\pi}{6}$ [rad] だから，位相差 ϕ は，

$$\phi = \dfrac{\pi}{6} - \left(-\dfrac{\pi}{6}\right) = \dfrac{2\pi}{6} = \dfrac{\pi}{3} \text{ [rad]} \quad になる.$$

e_1，e_2 の瞬時値の波形とベクトルは図4.5のようになる．

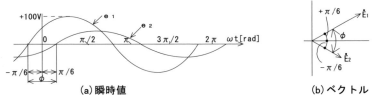

(a) 瞬時値　　　　　　　(b) ベクトル

図4.5

4． 平均値が 10 [A] の正弦波の最大値 I_m，実効値 I と波形率，波高率を求めなさい．

【解】

正弦波交流電流の平均値 I_{mean} は，最大値を I_m とすると，$I_{mean} = \dfrac{2I_m}{\pi}$ の関係から，

$$10 = \dfrac{2I_m}{\pi} \quad I_m = \dfrac{10\times\pi}{2} = \dfrac{10\times 3.14}{2} = 15.7 \text{ [A]}$$

実効値　$I = \dfrac{I_m}{\sqrt{2}} = \dfrac{15.7}{1.41} = 11.1$ [A]

波形率 $= \dfrac{実効値}{平均値} = \dfrac{11.1}{10} = 1.11$

波高率 = 最大値/実効値 = 15.7/11.1 = 1.41 （$=\sqrt{2}$）

5. 図4.6のように，$i_1=\sqrt{2}\,4\sin\omega t$ [A] と $i_2=\sqrt{2}\,3\sin\left(\omega t+\dfrac{\pi}{2}\right)$ [A] が流れたとき，i_3の瞬時値を求めなさい．また，各電流計は何[A]を指示するか．

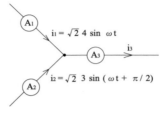

図4.6

【解】

キルヒホッフの第1法則から，$i_3=i_1+i_2$ は瞬時値でも成り立つ．

$i_1=\sqrt{2}\,4\sin\omega t$ [A] の大きさ（実効値）は4[A]，位相は0だから，ベクトルは図4.7の$\dot{I}_1$になる．

$i_2=\sqrt{2}\,3\sin\left(\omega t+\dfrac{\pi}{2}\right)$ [A] の大きさは3[A]，位相は$\dfrac{\pi}{2}$ [rad]だから図4.7の$\dot{I}_2$になる．

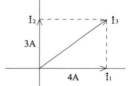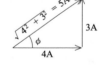

図4.7

図4.7で$\dot{I}_1$と$\dot{I}_2$のベクトルを合成すると$\dot{I}_3$のようになる．$\dot{I}_3$の大きさは$\dot{I}_2$を$\dot{I}_1$の先端に平行移動して直角三角形を作り，三平方の定理から，$I_3^2=I_1^2+I_2^2$ より，

$$I_3=\sqrt{I_1^2+I_2^2}=\sqrt{4^2+3^2}=\sqrt{25}=5\,[\text{A}]$$

になる．位相ϕは，$\phi=\tan^{-1}\dfrac{3}{4}$ 電卓などで求めると，$\phi=36.9$ [°] になる．

電流計は実効値の大きさを指示するので，電流計A_1の指示はi_1の実効値で4[A]．A_2の指示はi_2の実効値で3[A]．A_3の指示はi_3の実効値5[A]になる．

4.1 正弦波交流の表し方と計算

瞬時値では，$i_1+i_2=\sqrt{2}\,4\sin\omega t+\sqrt{2}\,3\sin\left(\omega t+\dfrac{\pi}{2}\right)$
$\qquad\qquad\quad =\sqrt{2}\,5\sin(\omega t+36.9°)$

になる．図 4.8 のような関係になる．任意の時間軸上（ωt）で $i_1+i_2=i_3$ が成り立っていることがわかる．

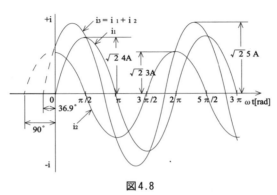

図 4.8

● 演習問題 4.1

1. $e=\sqrt{2}\,50\sin\left(314t+\dfrac{\pi}{6}\right)$ [V] で表される電圧の最大値 E_m，実効値 E，平均値 E_{mean}，周波数 f，位相 ϕ を求めなさい．

2. $e=\sqrt{2}\,100\sin(100\pi t)$ において，周波数 f，周期 T，及び時刻 $t=15$ [ms] の時の電圧 e の大きさを求めなさい．

3. 最大値 E_m の方形波の実効値，平均値，波形率，波高率を求めなさい．

4. 図 4.9 のような三角波と正弦波半波整流波形の平均値と実効値を求めなさい．

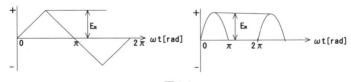

図 4.9

演習問題 4.1 解答

1. 最大値 $E_m = \sqrt{2}\,50 = 70.7$ [V]，実効値 $E = 50$ [V]

   平均値 $E_{mean} = \dfrac{2E_m}{\pi} = \dfrac{2 \times 70.7}{3.14} = 45.0$ [V]

   周波数 $f = \dfrac{\omega}{2\pi} = \dfrac{314}{2 \times 3.14} = 50$ [Hz]，位相 $\phi = \dfrac{\pi}{6}$ [rad] $= \dfrac{180°}{6} = 30°$

2. $\omega = 100\pi$ だから，周波数 $f = \dfrac{100\pi}{2\pi} = 50$ [Hz]，周期 $T = \dfrac{1}{f} = \dfrac{1}{50} = 0.02$ [s]

   時刻 $t = 15 \times 10^{-3}$ [s] を代入して，

   $e = \sqrt{2}\,100\sin(100 \times \pi \times 15 \times 10^{-3})$

   $= 141\sin 1.5\pi = 141\sin\dfrac{3\pi}{2} = 141 \times (-1) = -141$ [V]

   角度 $(100 \times \pi \times 15 \times 10^{-3})$ は，単位は [rad] である．電卓で計算する場合は単位を [RAD] に設定しておかなければならない．[DEG] で求めるときは，$180/\pi$ を掛けて [DEG] に変換すればよい．

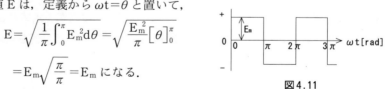

図 4.10

3. 方形波は図 4.11 のようになる．半周期 $0 \sim \pi$ の間は電圧は E_m である．

   実効値 E は，定義から $\omega t = \theta$ と置いて，

   $E = \sqrt{\dfrac{1}{\pi}\int_0^\pi E_m^2 d\theta} = \sqrt{\dfrac{E_m^2}{\pi}\big[\theta\big]_0^\pi}$

   $= E_m\sqrt{\dfrac{\pi}{\pi}} = E_m$ になる．

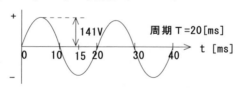

図 4.11

   平均値 $E_{mean} = \dfrac{面積}{底辺} = \dfrac{E_m \times \pi}{\pi} = E_m$ になる．最大値＝実効値＝平均値となる．

   波形率 $= \dfrac{実効値}{平均値} = \dfrac{E_m}{E_m} = 1$ 波高率 $= \dfrac{最大値}{実効値} = \dfrac{E_m}{E_m} = 1$

4. ① 三角波の平均値と実効値を求める.

交流だから,半波の平均をとる. 面積 $S = \dfrac{底辺 \times 高さ}{2} = \dfrac{\pi \times E_m}{2}$

平均値 $E_{mean} = \dfrac{S}{\pi} = \dfrac{E_m}{2}$ になる.

実効値は,定義により,$E = \sqrt{e^2 の平均}$ から求められる.

$0 \sim \dfrac{\pi}{2}$ の間の波形を式で表すと,勾配が $\dfrac{E_m}{\pi/2}$ だから,

$$e = \dfrac{E_m}{\pi/2}\theta = \dfrac{2E_m}{\pi}\theta$$

$$e^2 の平均 = \dfrac{1}{\pi/2}\int_0^{\pi/2}\left(\dfrac{2E_m}{\pi}\theta\right)^2 d\theta = \dfrac{2}{\pi} \cdot \dfrac{4E_m^2}{\pi^2}\left[\dfrac{\theta^3}{3}\right]_0^{\pi/2}$$

$$= \dfrac{8E_m^2}{\pi^3}\left[\dfrac{(\pi/2)^3}{3}\right] = \dfrac{E_m^2}{3}$$

$$\therefore \quad E = \sqrt{\dfrac{E_m^2}{3}} = \dfrac{E_m}{\sqrt{3}} \text{ になる.}$$

② 半波整流波形の平均値と実効値を求める.

正弦波の $0 \sim \pi$ の間の面積 $S = 2E_m$ で,周期が 2π だから,

$$E_{mean} = \dfrac{2E_m}{2\pi} = \dfrac{E_m}{\pi}$$

になる. 実効値は,

$$E = \sqrt{e^2 の平均} = \sqrt{\dfrac{1}{2\pi}\int_0^{\pi}(E_m \sin\theta)^2 d\theta} = \sqrt{\dfrac{1}{2\pi} \cdot \dfrac{E_m^2 \pi}{2}} = \dfrac{E_m}{2}$$

になる.(周期が 2π に注意)

4.2 交流のベクトル表示法

4.2.1 極座標法
■要　項■

瞬時値 $e=\sqrt{2}\,E\sin(\omega t+\phi)$ をベクトルで表すと，前項で説明したように大きさと位相角で表す．

式で表すと，$\dot{E}=E\angle\phi$　「・」はベクトルを表す．E はベクトルの大きさ，または絶対値といい，$E=|\dot{E}|$ で表す．

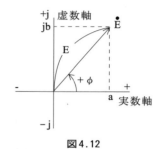

図 4.12

4.2.2 記　号　法
■要　項■

X－Y 直交座標において，X 軸を実数，Y 軸を虚数にとるガウス平面に，原点からベクトルを引いて，矢印の先端の座標を複素数（＝実数＋虚数）で表す．（虚数 imaginary は，数学では i を使うが，電気では電流と区別するため i の次の j を使う．）

図 4.12 のようにベクトル $\dot{E}$ の X 軸成分を a，Y 軸成分を b とすると，ベクトル $\dot{E}$ は，$\dot{E}=a+jb$ のように表すことができる．

ただし，計算途中で j^2 や j^3 などがでてきたときは，数学のきまりに従い次のように実数（±1）または虚数（±j）になおす．

$$j=\sqrt{-1},\ j^2=-1,\ j^3=j^2\times j=-j,\ j^4=j^2\times j^2$$
$$=(-1)\times(-1)=1,\ \frac{1}{j}=\frac{j}{j^2}=-j$$

また，大きさ E は，直角三角形の「三平方の定理」から，
$$E=\sqrt{(実数)^2+(虚数)^2}=\sqrt{a^2+b^2}$$

角度 $\phi=\tan^{-1}\dfrac{虚数}{実数}=\tan^{-1}\dfrac{b}{a}$ になるから，$\dot{E}=E\angle\phi=\sqrt{a^2+b^2}\angle\tan^{-1}\dfrac{b}{a}$ のように極座標に変換できる．

4.2.3 指数関数法

■要　項■

数学の公式で「オイラーの公式」によれば，$\varepsilon^{\pm j\phi} = \cos\phi \pm j\sin\phi$ になる．
ただし，$\varepsilon = 2.71828\cdots\cdots$：自然対数の底．

図4.12から，ベクトル $\dot{E}$ の X 成分は $E\cos\phi$，Y 成分は $E\sin\phi$ だからベクトル $\dot{E}$ を記号法に変換すると，

$$\dot{E} = E\cos\phi + jE\sin\phi = E(\cos\phi + j\sin\phi) = E\varepsilon^{j\phi}$$

で表すことができる．

$$\dot{E} = E\varepsilon^{j\phi} = E\angle\phi = E(\cos\phi + j\sin\phi)$$

の関係になる．

【例題 4.2】

1. 図4.13のような，ベクトル $\dot{E}_1 = 1 + j1$，$\dot{E}_2 = 1 - j1$ の
   (1) $\dot{E}_1 + \dot{E}_2$　（加）
   (2) $\dot{E}_1 - \dot{E}_2$　（減）
   (3) $\dot{E}_1 \times \dot{E}_2$　（乗）
   (4) $\dfrac{\dot{E}_1}{\dot{E}_2}$　（除）を求めなさい．

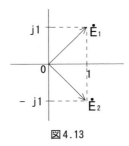

図4.13

【解】

(1) ベクトルの加減算は，記号法が簡単である．
   $\dot{E}_1 + \dot{E}_2 = (1 + j1) + (1 - j1) = 1 + j1 + 1 - j1 = 2$
   ベクトル図で求めると図4.14のようになる．

(2) $\dot{E}_1 - \dot{E}_2 = (1 + j1) - (1 - j1) = 1 + j1 - 1 + j1 = j2$
   ベクトル図で求めると，ベクトル図4.14のように $\dot{E}_2$ を180°回転させて，$-\dot{E}_2$ を描き，$\dot{E}_1 + (-\dot{E}_2) = \dot{E}_1 - \dot{E}_2$ で求める．

(3) ベクトルの乗除算は，極座標法が簡単だが，複雑な式になると記号法でないと難しい．記号法は万能である．

記号法で計算すると，
$\dot{E}_1 \times \dot{E}_2 = (1+j1)(1-j1) = 1-j1+j1-j^2 1 = 1+1 = 2$ になる．
ベクトルを極座標法と指数関数で表示すると，
$\dot{E}_1 = 1+j1 = \sqrt{1^2+1^2} \angle \tan^{-1} 1 = \sqrt{2} \angle 45° = \sqrt{2}\,\varepsilon^{j45°}$ になる．
同様に，
$\dot{E}_2 = 1-j1 = \sqrt{1^2+1^2} \angle \tan^{-1}(-1) = \sqrt{2} \angle -45° = \sqrt{2}\,\varepsilon^{-j45°}$ になる．
$\dot{E}_1 \times \dot{E}_2 = \sqrt{2} \angle 45° \times \sqrt{2} \angle -45° = \sqrt{2}\,\varepsilon^{j45°} \times \sqrt{2}\,\varepsilon^{-j45°}$
$\qquad = \sqrt{2}\sqrt{2}\,\varepsilon^{j45°}\varepsilon^{-j45°} = 2\varepsilon^{j(45°-45°)}$ 　極座標法にもどすと，
$\qquad = 2\angle(45°-45°) = 2\angle 0$ 　と記号法と同じ結果になる．
極座標法の乗算はベクトルの大きさは，大きさどうし掛け算，位相は足し算になる．

(4) 記号法の割り算は，分母を実数化するために分母の共役複素数を分母分子に掛ける．(1−j1) の共役複素数は (1+j1) なのでこれを分母，分子に掛けると次のように分母が実数になる．

$\dfrac{\dot{E}_1}{\dot{E}_2} = \dfrac{(1+j1)}{(1-j1)}$
$\qquad = \dfrac{(1+j1)(1+j1)}{(1-j1)(1+j1)} = \dfrac{1+j1+j1+j^2 1}{1^2+1^2}$
$\qquad = \dfrac{1+j2-1}{2} = \dfrac{j2}{2} = j1$

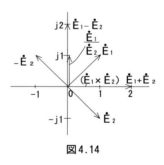

図4.14

になる．指数関数で計算すると，
$\dfrac{\dot{E}_1}{\dot{E}_2} = \dfrac{\sqrt{2}\,\varepsilon^{j45°}}{\sqrt{2}\,\varepsilon^{-j45°}} = \dfrac{\sqrt{2}}{\sqrt{2}}\,\varepsilon^{j45°}\varepsilon^{-(-j45°)}$
$\qquad = 1\varepsilon^{j(45°+45°)} = 1\varepsilon^{j90°} = 1\angle 90°$

記号法に変換すると，
$1\varepsilon^{j90°} = 1(\cos 90° + j\sin 90°) = 1(0+j1) = j1$
と同じ結果になる．

また，指数関数法は，$\sqrt{2}\,\mathrm{e}^{j45°} = \sqrt{2}\angle 45°$ と，そのまま極座標法に置き替えられるので，極座標法の除算は，大きさどうし割り算し，位相は引き

算になる．特に，ベクトル計算の大きさのみを求めるとき，計算を簡単にするので覚えておくとよい．ベクトル図は図 4.14 のようになる．

2． 電流 $i = \sqrt{2}\, 5\sin\left(\omega t + \dfrac{\pi}{6}\right)$ [A] のベクトル図を描き，極座標法と記号法で表しなさい．

【解】

電流の実効値は 5 [A]，位相は $\dfrac{\pi}{6}$ [rad]（$=30°$）だから，ベクトル図は図 4.15 のようになる．

極座標法では，$\dot{I} = 5\angle\dfrac{\pi}{6}$ [A]

記号法では，電流 $\dot{I}$ の

X 成分は $5\cos 30° = 5 \times \dfrac{\sqrt{3}}{2} = 4.33$ [A]，

Y 成分は $5\sin 30° = 5 \times \dfrac{1}{2} = 2.5$ [A] だから，

$\dot{I} = 4.33 + j2.5$ [A] になる．

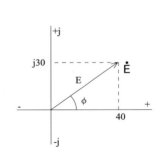

図 4.15

3． 電圧 $\dot{E} = 40 + j30$ [V] のベクトル図を描き，極座標法で表しなさい．

【解】

ベクトル図は図 4.16 のようになる．底辺が 40，高さが 30 の直角三角形から，$\dot{E}$ の大きさ E は，$E = \sqrt{40^2 + 30^2} = 50$ [V]，位相 ϕ は，$\tan\phi = \dfrac{30}{40}$ だから，$\phi = \tan^{-1}\dfrac{30}{40}$，電卓で求めると，$\phi = 36.9°$ になる．

極座標法で表すと，

$\dot{E} = 50\angle\tan^{-1}\dfrac{30}{40} = 50\angle 36.9°$ [V]

図 4.16

4． 例題 4.1 の 5. 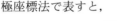 [A] と 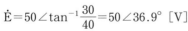 [A] の電流の和を記号法で求めなさい．

第4章 交流回路

【解】
図 4.7 の電流 $\dot{I}_1$, $\dot{I}_2$ のベクトル図から, $\dot{I}_1=4$ [A], $\dot{I}_2=j3$ [A] になる.
電流 $\dot{I}_3=\dot{I}_1+\dot{I}_2=4+j3$ [A] になる.

電流 $\dot{I}_3$ の大きさは $\dot{I}_3=\sqrt{4^2+3^2}=5$ [A], 位相は, $\phi=\tan^{-1}\dfrac{30}{40}=36.9°$

瞬時値 $i_3=\sqrt{2}\,5\sin(\omega t+36.9°)$ [A] となる.

● **演習問題 4.2**

1. 次の記号法(複素数)の計算をしなさい.

    (1)　$(2+j5)+(3-j4)=$　　　(2)　$(-5-j8)-(-2+j4)=$

    (3)　$5 \times j3=$　　　(4)　$j2 \times j4=$

    (5)　$8(2+j3)=$　　　(6)　$j2(6+j7)=$

    (7)　$(1+j2)(3-j5)=$　　　(8)　$\dfrac{j10}{2}=$

    (9)　$\dfrac{8}{j4}=$　　　(10)　$\dfrac{j12}{j3}=$

    (11)　$\dfrac{6+j8}{2}=$　　　(12)　$\dfrac{6+j8}{j2}=$

    (13)　$\dfrac{j50}{3+j4}=$　　　(14)　$\dfrac{2+j3}{4-j5}=$

2. 図 4.17 の電圧ベクトル $\dot{E}$ を極座標法, 記号法で表し, 瞬時値に直しなさい.

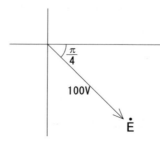

図 4.17

3．$e_1 = \sqrt{2}\, 60\sin\omega t$ [V] と $e_2 = \sqrt{2}\, 80\sin\left(\omega t - \dfrac{\pi}{2}\right)$ [V] の電圧が，図4.18のように接続されているとき，端子a－b間の電圧 e_{ab} を瞬時値で表しなさい．ただし電源の正の方向は矢印の方向とする．

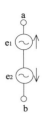

図4.18

演習問題4.2 解答

1．(1) $= (2+3) + j(5-4) = 5 + j1$

(2) $= (-5+2) - j(8+4) = -3 - j12$

(3) $= j15$ 　　(4) $= j^2 8 = -8$ 　　(5) $= 16 + j24$

(6) $= j12 + j^2 14 = -14 + j12$

(7) $= 3 - j5 + j6 - j^2 10 = 13 + j1$ 　　(8) $= j5$

(9) jを分母分子に掛ける．$= \dfrac{j8}{j^2 4} = \dfrac{j8}{-4} = -j2$ 　　($\dfrac{1}{j} = -j$ になる．)

(10) $= 4$ 　　(11) $= \dfrac{6}{2} + \dfrac{j8}{2} = 3 + j4$ 　　(12) $= \dfrac{6}{j2} + \dfrac{j8}{j2} = 4 - j3$

(13) 分母の共役複素数を分母分子に掛ける．

$= \dfrac{j50(3-j4)}{(3+j4)(3-j4)} = \dfrac{(j150 - j^2 200)}{(3^2 + 4^2)} = \dfrac{200 + j150}{25} = \dfrac{200}{25} + \dfrac{j150}{25} = 8 + j6$

(14) $= \dfrac{(2+j3)(4+j5)}{4^2 + 5^2} = \dfrac{8 + j10 + j12 + j^2 15}{41} = \dfrac{-7 + j22}{41}$

$= -\dfrac{7}{41} + \dfrac{j22}{41} = -0.171 + j0.537$

2．ベクトル $\dot{E}$ の大きさ $E = 100$ V，位相 $\phi = -\dfrac{\pi}{4}$ [rad] $= -45$ [°] だから，

極座標法 $\dot{E} = 100\angle -\dfrac{\pi}{4}$

記号法 $\dot{E} = 100\left\{\cos\left(-\dfrac{\pi}{4}\right) + j\sin\left(-\dfrac{\pi}{4}\right)\right\} = 100\left(\dfrac{1}{\sqrt{2}} - \dfrac{1}{\sqrt{2}}\right) = 70.7 - j70.7$ [V]

瞬時値 $e = \sqrt{2}\, 100\sin\left(\omega t - \dfrac{\pi}{4}\right)$ [V]

3. e_1, e_2 をベクトルで表すと，図4.19になる．

$$\dot{E}_1 = 60\angle 0 = 60 + j0 \text{ [V]},$$

$$\dot{E}_2 = 80\angle -\frac{\pi}{2} = -j80 \text{ [V]}$$

b点を基準としたa点の電位 $\dot{E}_{ab}$ は，$\dot{E}_{ab} = \dot{E}_1 - \dot{E}_2$ だから，ベクトル図より，

$$\dot{E}_{ab} = 60 - (-j80) = 60 + j80 \text{ [V]}$$

$$E_{ab} = \sqrt{60^2 + 80^2} = 100 \text{ [V]} になる．$$

位相 $\phi = \tan^{-1}\left(\dfrac{80}{60}\right) = 53.1 \text{ [°]}$

瞬時値 $e = \sqrt{2}\,100\sin(\omega t + 53.1°)$ [V] になる．

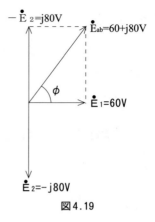

図4.19

4.3 インピーダンスとアドミタンスのベクトル表示法

4.3.1 回路素子のベクトル表示
■要　項■

回路素子には，抵抗 R [Ω]，コイルのインダクタンス L [H]，コンデンサのキャパシタンス C [F] がある．

抵抗 R は周波数に関係なく，直流でも交流でも R [Ω] として働く．L と C は交流に対しては，リアクタンス [Ω] として働き，周波数によって値が異なる．

これらのベクトル表示法は，次のようになる．

回路素子	リアクタンス	ベクトル表示（ω に j をつける）
抵　抗 R [Ω]	R [Ω]（抵抗）	R [Ω]（実数）
インダクタンス L [H]	誘導リアクタンス $X_L = \omega L$ [Ω]	$\dot{X}_L = j\omega L$ [Ω]（虚数）
キャパシタンス C [F]	容量リアクタンス $X_C = \dfrac{1}{\omega C}$ [Ω]	$\dot{X}_C = \dfrac{1}{j\omega C} = -j\dfrac{1}{\omega C}$ [Ω]（虚数）

4.3.2 インピーダンスのベクトル表示
■要　項■

抵抗とリアクタンスを含んだ回路の合成抵抗をインピーダンスという．回路素子をベクトルで表すと，直流回路で学んだ抵抗の直並列の回路計算がそのまま交流に適用できる．

インピーダンス $\dot{Z}_1$ [Ω] と $\dot{Z}_2$ [Ω] の

直列回路の合成インピーダンス $\dot{Z}$ は，$\dot{Z} = \dot{Z}_1 + \dot{Z}_2$ [Ω]

並列回路の合成インピーダンス $\dot{Z}$ は，$\dot{Z} = \dfrac{1}{1/\dot{Z}_1 + 1/\dot{Z}_2} = \dfrac{\dot{Z}_1 \dot{Z}_2}{\dot{Z}_1 + \dot{Z}_2}$ [Ω]（和分の積）

4.3.3 アドミタンスのベクトル表示

■要　項■

アドミタンス $\dot{Y}$ [S] とインピーダンス $\dot{Z}$ [Ω] は，逆数関係になる．

$$\dot{Y} = \frac{1}{\dot{Z}} \text{ [S]} \quad \dot{Z} = \frac{1}{\dot{Y}} \text{ [Ω]}$$

インピーダンス $\dot{Z}_1$ [Ω] と $\dot{Z}_2$ [Ω] の

直列回路の合成アドミタンス $\dot{Y}$ は，$\dot{Y} = \frac{1}{\dot{Z}} = \frac{1}{\dot{Z}_1 + \dot{Z}_2}$ [S]

並列回路の合成アドミタンス $\dot{Y}$ は，$\dot{Y} = \frac{1}{\frac{1}{1/\dot{Z}_1 + 1/\dot{Z}_2}} = \frac{1}{\dot{Z}_1} + \frac{1}{\dot{Z}_2}$ [S]

【例題 4.3】

1．インダクタンス L＝2 [H] のコイルに，直流を加えたときと，周波数 f＝100 [Hz] の正弦波交流を加えたときの誘導リアクタンス X_L を求めなさい．

【解】

　直流は，時間に対して大きさが変化しないので，周波数 f＝0 である．したがって，誘導リアクタンス X_L は，$X_L = \omega L = 2\pi f L = 0$ [Ω] になる．すなわち直流に対しては何の働きもしない．ただし，スイッチを閉じて電流が流れ始めるときなど電流が変化するときは作用して過渡現象が生じる．また，インダクタンスは細い電線を巻いたコイルなので電線の抵抗分は存在する．交流では，

$$X_L = \omega L = 2\pi f L = 2 \times 3.14 \times 100 \times 2 = 1256 \text{ [Ω]}$$

になる．また，キャパシタンス C [F] の場合は，容量リアクタンス

$$X_C = \frac{1}{\omega C} = \frac{1}{2\pi f C}$$

だから，直流 f＝0 に対しては $X_C = \infty$ となる．コンデンサは直流を通さない．

2．図 4.20 のような抵抗 R＝10 [Ω] と誘導リアクタンス $X_L = 20$ [Ω] を直列に接続したとき，インピーダンス Z を求めてベクトル図を描きなさい．

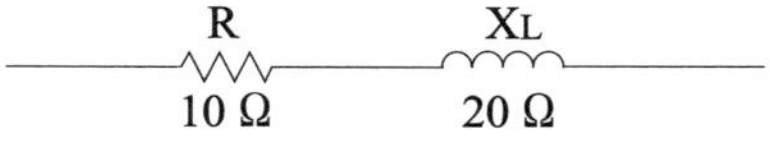

4.3 インピーダンスとアドミタンスのベクトル表示法

```
     R        X_L
  ──✖✖✖──────∪∪∪──
    10Ω       20Ω
```
図4.20

【解】

誘導リアクタンスをベクトルで表すと，
$$\dot{X}_L = jX_L = j20\ [\Omega]$$
になる．R と $\dot{X}_L$ は直列なので，インピーダンス $\dot{Z}$ は，
$$\dot{Z} = R + jX_L = 10 + j20\ [\Omega]$$
になる．ベクトル図は図 4.21 のように直角三角形になる．ベクトル図から，インピーダンス $\dot{Z}$ の大きさ Z は，

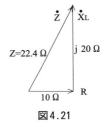

図4.21

$$Z = \sqrt{R^2 + X_L^2} = \sqrt{10^2 + 20^2} = \sqrt{500} = 22.4\ [\Omega]$$

になる．

3． $R = 20\ [\Omega]$ の抵抗と誘導リアクタンス $X_L = 30\ [\Omega]$ と容量リアクタンス $X_C = 40\ [\Omega]$ のコンデンサを直列に接続したときのインピーダンスを求めなさい．

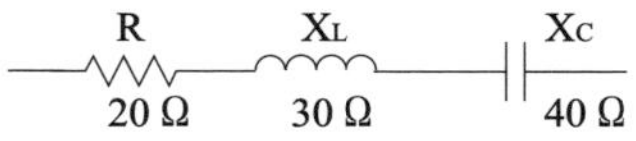

```
     R        X_L      X_C
  ──✖✖✖──────∪∪∪──────┤├──
    20Ω      30Ω      40Ω
```
図4.22

【解】

直列なので，インピーダンス $\dot{Z}$ は，足せばよい．
$$\dot{Z} = R + jX_L + (-jX_C) = R + j(X_L - X_C)$$
$$= 20 + j(30 - 40) = 20 - j10\ [\Omega]$$
になる．インピーダンスの大きさは，

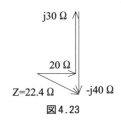

図4.23

$$Z = \sqrt{R^2 + (X_L - X_C)^2} = \sqrt{20^2 + (30 - 40)^2}$$
$$= \sqrt{20^2 + 10^2} = 22.4\ [\Omega]\ になる（図4.23）．$$

4． 図 4.24 の回路の合成インピーダンス Z と合成アドミタンス Y を求めなさい．　　　　　　　　　　　　　　　　　　　　　　　（平成12年）

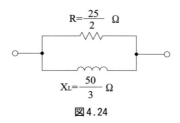

図4.24

【解】

誘導リアクタンス X_L を記号法で表すと，$\dot{X}_L = j\dfrac{50}{3}$ [Ω]

R と X_L が並列だから，抵抗の並列接続と同じ公式から求めることができる．

$$\dot{Z} = \dfrac{1}{1/R + 1/\dot{X}_L} = \dfrac{R\dot{X}_L}{R + \dot{X}_L} = \dfrac{25/2 \times j50/3}{25/2 + j50/3} = \dfrac{j1250/6}{(75 + j100)/6} = \dfrac{j1250}{75 + j100}$$

$$= \dfrac{j1250}{25(3 + j4)} = \dfrac{j50}{3 + j4} \ [\Omega] \quad (\text{並列の合成抵抗は「和分の積」でもよい.})$$

インピーダンスの大きさはベクトル $\dot{Z}$ の分子の絶対値を分母の絶対値で割ればよい（p.80参照）．

$$Z = |\dot{Z}| = \dfrac{|j50|}{|3 + j4|} = \dfrac{50}{\sqrt{3^2 + 4^2}} = \dfrac{50}{5} = 10 \ [\Omega]$$

になる．アドミタンス $\dot{Y}$ はインピーダンス $\dot{Z}$ の逆数だから，上の式において

$$\dot{Y} = \dfrac{1}{\dot{Z}} = \dfrac{1}{1/(1/R + 1/\dot{X}_L)} = \dfrac{1}{R} + \dfrac{1}{\dot{X}_L} = \dfrac{1}{25/2} + \dfrac{1}{j50/3} = \dfrac{2}{25} - j\dfrac{3}{50}$$

$$= \dfrac{4 - j3}{50} \ [\Omega]$$

$$Y = |\dot{Y}| = \dfrac{|4 - j3|}{|50|} = \dfrac{\sqrt{4^2 + 3^2}}{50} = \dfrac{5}{50} = 0.1 \ [S] \ \text{になる．}$$

5． 図4.25の回路で電源 E の角周波数 ω を変化させたとき，回路のインピーダンス $\dot{Z}$ のベクトル軌跡を描きなさい． （平成14年）

4.3 インピーダンスとアドミタンスのベクトル表示法

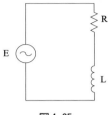

図4.25

【解】

インピーダンス $\dot{Z}=R+j\omega L$ になる．

周波数 $f=0$，すなわち $\omega=0$ のとき，$\dot{Z}=R+j0$ だから図4.26 の $\omega=0$ のベクトルになる．

$\omega=1$ のとき $\dot{Z}=R+jL$ になる．

$\omega=2$ のとき $\dot{Z}=R+j2L$ になる．

ω が増えるに従って，インピーダンス $\dot{Z}$ のベクトルの先端は，実数軸 R から Y 軸に平行に上に伸びて行く直線になる．これをベクトル軌跡という．

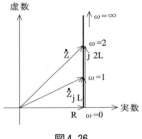

図4.26

6．図4.27 の回路に 1kHz の交流電源をつないだ．合成アドミタンスは何 S（Ω^{-1}）か．　　　　　　　　　　　　　　　　　　（平成8年）

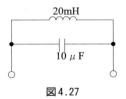

図4.27

【解】

誘導リアクタンス $\dot{X}_L$ は，
$\dot{X}_L=j2\pi fL=j2\times 3.14\times 1000\times 20\times 10^{-3}=j125.6\,[\Omega]$

容量リアクタンス $\dot{X}_C$ は，

$$\dot{X}_C = -j\frac{1}{2\pi fC} = -j\frac{1}{2\times 3.14\times 1000\times 10\times 10^{-6}} = -j15.9\ [\Omega]$$

合成アドミタンス $\dot{Y}$ は,

$$\dot{Y} = \frac{1}{\dot{X}_L} + \frac{1}{\dot{X}_C} = \frac{1}{j125.6} + \frac{1}{(-j15.9)} = -j0.008 + j0.063 = j0.055\ [S]$$

大きさは,$Y = 0.055\ [S]$ になる.

7.図4.28の端子 ab 間から見た合成インピーダンス $\dot{Z}_{ab}$ を求めなさい.

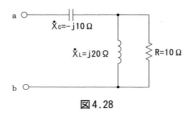

図4.28

【解】

この問題のように,抵抗とリアクタンスを含んだ直並列回路になると記号法を用いなくては求められない.

記号法を使えば直流回路の抵抗の計算と同じ公式から簡単に求められる.

$$\dot{Z}_{ab} = \dot{X}_C + \frac{\dot{X}_L \times R}{\dot{X}_L + R} = -j10 + \frac{(j20)\times 10}{(j20)+10}$$

分数の分母を実数化するために分母の共役複素数（10−j20）を分母と分子に掛けて,

$$\dot{Z}_{ab} = -j10 + \frac{j200(10-j20)}{(10+j20)(10-j20)} = -j10 + \frac{j2000 - j^2 4000}{10^2 + 20^2}$$

$$= -j10 + \frac{j2000 + 4000}{500} = -j10 + \frac{j2000}{500} + \frac{4000}{500} = -j10 + j4 + 8$$

$\dot{Z}_{ab} = 8 - j6\ [\Omega]$ となり,8 [Ω] の抵抗と 6 [Ω] のコンデンサの直列接続と等化になる.インピーダンスの大きさは,$Z_{ab} = \sqrt{8^2 + 6^2} = 10\ [\Omega]$ になる.

8.図4.29の回路と式で,正しいのはどれか.ただし,ω は角周波数,$\dot{Z}$ はインピーダンス,$\dot{Y}$ はアドミタンスとする. （平成6年）

4.3 インピーダンスとアドミタンスのベクトル表示法

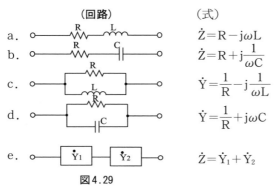

図4.29

1. a, b   2. a, e   3. b, c   4. c, d   5. d, e

【解】（答　4）

4．c.とd.が正しい．e.は，$\dot{Z}=\dfrac{1}{\dot{Y}_1}+\dfrac{1}{\dot{Y}_2}$になる．

● 演習問題4.3

1．抵抗 $R=10$ [Ω] と誘導リアクタンス $X_L=10$ [Ω] を直列に接続したときのインピーダンス $\dot{Z}$ を記号法で表し，大きさを求めなさい．

2．抵抗 $R=10$ [Ω] と容量リアクタンス $X_C=10$ [Ω] を並列に接続したときのインピーダンス $\dot{Z}$ とアドミタンス $\dot{Y}$ を記号法で表し，それぞれの大きさを求めなさい．

3．抵抗 $R=10$ [Ω]，誘導リアクタンス $X_L=20$ [Ω]，容量リアクタンス $X_C=50$ [Ω] を直列に接続したときの合成インピーダンス $\dot{Z}$ を記号法で表し，大きさを求めなさい．

4．図4.30のRLC回路について，正しいのはどれか．　　　　（平成5年）

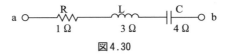

図4.30

1．ab 間インピーダンスの大きさは 1（Ω）である．
2．ab 間インピーダンスの位相は－45 度である．
3．力率は 0.5 である．
4．L は容量リアクタンス－j3（Ω）である．
5．C は誘導リアクタンス j4（Ω）である．

演習問題 4.3　解答

1．$\dot{Z}=R+j\dot{X}_L=10+j10\,[\Omega]$．　$Z=\sqrt{R^2+X_L^2}=\sqrt{10^2+10^2}=14.1\,[\Omega]$

2．アドミタンス　$\dot{Y}=\dfrac{1}{R}+\dfrac{1}{\dot{X}_C}=\dfrac{1}{10}+\dfrac{1}{(-j10)}=0.1+j0.1\,[S]$

$Y=\sqrt{0.1^2+0.1^2}=0.141\,[S]$

インピーダンス $\dot{Z}=\dfrac{R\dot{X}_C}{R+\dot{X}_C}=\dfrac{10\times(-j10)}{10-j10}=\dfrac{-j100}{10(1-j1)}=\dfrac{-j10(1+j1)}{(1-j1)(1+j1)}$

$=\dfrac{-j10(1+j1)}{2}=-j5(1+j1)=5-j5\,[\Omega]$

$Z=\sqrt{5^2+5^2}=7.07\,[\Omega]$

3．$\dot{Z}=R+jX_L-jX_C=R+j(X_L-X_C)=10+j(20-50)=10-j30\,[\Omega]$

$Z=\sqrt{R^2+(\dot{X}_L-\dot{X}_C)}=\sqrt{10^2+30^2}=31.6\,[\Omega]$

4．（答　2）

インピーダンス $\dot{Z}=1+j3-j4=1-j1\,[\Omega]$

極座標法で表すと，

$\dot{Z}=\sqrt{1^2+1^2}\angle\tan^{-1}(-1)=1.41\angle-45°\,[\Omega]$

2．が正しい．力率は

$\cos\phi=\dfrac{R}{Z}=\dfrac{1}{1.41}=0.707\,(=70.7\%)$

4.4 交流回路と電力の計算法

4.4.1 交流回路の計算
■要　項■

　交流の回路計算は，記号法で扱えば「オームの法則」や「キルヒホッフの法則」が適用できるので，全ての回路の計算が可能となる．

回路素子に発生する電圧	一般式	正弦波のとき
抵抗 R [Ω]	$V_R = I \cdot R$	$V_R = \dot{I} \cdot R$
インダクタンス L [H]	$V_L = L \dfrac{di}{dt}$	$\dfrac{d}{dt} = j\omega$ とおいて，$V_L = j\omega L \cdot i$
キャパシタンス C [F]	$V_C = \dfrac{1}{C}\int i dt$	$\int dt = \dfrac{1}{j\omega}$ とおいて，$V_C = \dfrac{1}{j\omega C} \cdot i$

　図4.31の回路で電流 $\dot{I}$ は，「オームの法則」から $\dot{I} = \dfrac{\dot{E}}{\dot{Z}}$ で求まる．負荷をアドミタンス $\dot{Y}$ で表すと，$\dot{Y} = \dfrac{1}{\dot{Z}}$ だから，$\dot{I} = \dfrac{\dot{E}}{\dot{Z}} = \dot{E}\dot{Y}$ で計算できる．

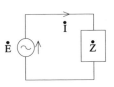

図4.31

4.4.2　交流の電力（図4.32，4.33）
■要　項■

　図4.32の回路の電圧，電流のベクトルは図4.33のようになる．

　　有効電流　$I_P = I\cos\phi$ [A]（電圧と同相分）
　　無効電流　$I_Q = I\sin\phi$ [A]（電圧と90°ずれた成分）
　皮相電力，有効電力，無効電力

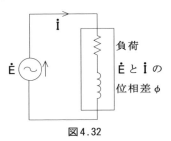

図4.32

皮相電力　S＝EI［VA］（ボルトアンペア）
有効電力　P＝EIcosφ＝EI_P＝I²R［W］（単に電力ともいう）
無効電力　Q＝EIsinφ＝EI_Q＝I²X［Var］（バール；Volt Ampere Reaction）
$$S=\sqrt{P^2+Q^2}$$
力　率＝cosφ×100［％］＝$\frac{R}{Z}$×100［％］

無効率＝sinφ×100［％］＝$\frac{X}{Z}$×100［％］

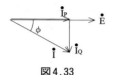

図4.33

【例題4.4】

1．図4.34のような，抵抗R＝20［Ω］に電圧$\dot{E}$＝100［V］を加えたとき，流れる電流と消費電力を求めなさい．

【解】

電圧$\dot{E}$＝100［V］を加えたとき，オームの法則から，

$$\dot{I}=\frac{\dot{E}}{R}=\frac{100}{20}=5\,[\text{A}]$$

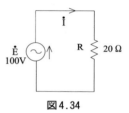

図4.34

ベクトルは，図4.35のように$\dot{E}$と$\dot{I}$は同相になる．
$\dot{E}$と$\dot{I}$の位相差φは0だから，消費電力Pは，

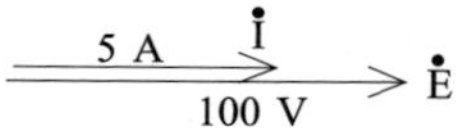

$$P=EI\cos\phi=100\times5\times\cos0°=500\,[\text{W}]$$

図4.35

になる．また，

$$P=I^2R=5^2\times20=500\,[\text{W}]$$

でもよい．負荷が抵抗の場合は，電圧と電流が同相なので，力率cosφ＝1となり直流回路の電力の計算と同じである．

2．図4.36のように容量リアクタンス$\dot{X}_C$＝j20［Ω］のコンデンサに，
 (1) 電圧$\dot{E}$＝100［V］を加えたときの電流$\dot{I}$を記号法と極座標法で求めなさい．
 (2) 電圧$\dot{E}$＝80＋j60［V］を加えたときの電流$\dot{I}$を同様に求めなさい．

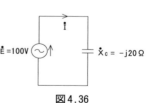

図4.36

4.4 交流回路と電力の計算法

【解】

(1) 電圧 $\dot{E}=100$ [V] を加えたとき

記号法で求めると，電圧を基準とするので，$\dot{E}=100$ [V] になる．容量リアクタンス $\dot{X}_C$ は，$\dot{X}_C=-j20$ [Ω] だから，電流 $\dot{I}$ は，

$$\dot{I}=\frac{\dot{E}}{\dot{X}_C}=\frac{100}{-j20}=j5 \text{ [A]}$$

になる．極座標法で求めると，$\dot{E}=100\angle 0°=100$（記号法），容量リアクタンス $\dot{X}_C=20\angle -90°=-j20$（記号法）になる．電流 $\dot{I}$ は，

$$\dot{I}=\frac{\dot{E}}{\dot{X}_C}=\frac{100\angle 0°}{20\angle -90°}=\frac{100}{20}\angle 0°-(-90°)=5\angle 90° \text{ [A]}$$

になる．上の式から分かるように，電圧 $\dot{E}$ を基準（$\angle 0°$）に対して，コンデンサの容量リアクタンス $\dot{X}_C$ は 90°遅れ（$\angle -90°$）である．電流 $\dot{I}$ は $\dot{E}$ を $\dot{X}_C$ で割るので位相は，$\angle 0°-(-90°)$ となり，$\angle 0°+90°$ と $\dot{I}$ は $\dot{E}$ より 90°進むことが分かる（p.80参照）．

電圧 $\dot{E}$ が $\angle \phi$ であっても，電流 $\dot{I}$ の位相は，$\angle \phi +90°$ となり，$\dot{I}$ は $\dot{E}$ より常に 90°進む．

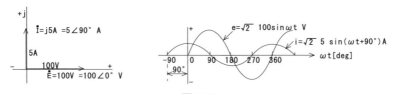

図4.37

(2) 電圧 $\dot{E}=80+j60$ [V] を加えたとき

記号法で求めると，電圧 $\dot{E}=80+j60$ [V]，容量リアクタンス $\dot{X}_C=-j20$ [Ω] だから電流 $\dot{I}$ は，

$$\dot{I}=\frac{\dot{E}}{\dot{X}_C}=\frac{80+j60}{-j20}=\frac{80}{-j20}+\frac{j60}{-j20}=-3+j4 \text{ [A]}$$

になる．極座標法で求めると，

$$\dot{E}=80+j60=\sqrt{80^2+60^2}\angle \tan^{-1}\frac{60}{80}=100\angle 36.9°$$ になる．

電流 $\dot{I} = \dfrac{\dot{E}}{\dot{X}_C} = \dfrac{100\angle 36.9°}{20\angle -90°} = \dfrac{100}{20}\angle 36.9°+90° = 5\angle 36.9°+90° = 5\angle 126.9°$

となり，$\dot{I}$ は $\dot{E}$ より $90°$ 進むことが分かる．

(2) の問題は，電圧 $\dot{E}$ の位相が $36.9°$ 進んだだけで電圧の大きさも電流の大きさも同じで，電流の位相は電圧より $90°$ 進み相対的に (1) の場合と全く同じになる．

電流 $\dot{I} = 5\angle 126.9° = 5(\cos 126.9° + j\sin 126.9°) = 5(-0.6 + j0.8)$
$= -3 + j4$ [A]

ベクトル図は図 4.38 のようになる．

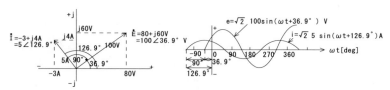

図 4.38

このように記号法で表わして計算すれば機械的に求めることができる．記号法表示には，大きさと位相に関する全ての情報を含んでいるといえる．

3．図 4.39 のように誘導リアクタンス $\dot{X}_L = j20$ [Ω] に電圧 $\dot{E} = 100$ [V] を加えたとき流れる電流と消費電力を求めなさい．

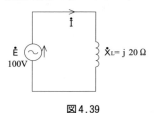

図 4.39

【解】

電流 $\dot{I} = \dfrac{\dot{E}}{\dot{X}_L} = \dfrac{100}{j20} = -j5$ [A]　　$\left(\dfrac{1}{j} = -j\right)$

ベクトルは図 4.40 のように電流 $\dot{I}$ は電圧 $\dot{E}$ より $90°$ 遅れる．電圧と電流を瞬時値で表すと，

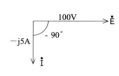

図 4.40

$$e = \sqrt{2}\,100\sin\omega t\,[V],\quad i = \sqrt{2}\,5\sin(\omega t - 90°)\,[A]$$

になり，図 4.41 のようになる．

瞬時電力 p＝ei［W］は，$0 \sim \dfrac{\pi}{2}$ の間では電圧 e が正で電流 i が負である．したがって電力 p は負になる．これは図 4.39 で電圧が矢印の方向のとき，電流は矢印と反対向きに流れている．すなわち，誘導リアクタンスに蓄えられた磁気エネルギー

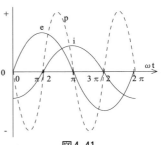

図 4.41

$\left(\dfrac{1}{2}Li^2\right)$ が電源に返還されている．$\dfrac{\pi}{2} \sim \pi$ の間は電圧と電流が共に正で電源から誘導リアクタンスにエネルギーを供給している．（L に磁気エネルギーが蓄えられる）

したがって，平均電力は 0 になる（L と C では電力消費はしない）．

また，電力 $P = EI\cos\phi = 100 \times 5 \times \cos 90° = 0$ ［W］からも求められる．

4．図 4.42 の回路で，(1) 電流 $\dot{I}$ と I，(2) 消費電力 P を求めなさい．

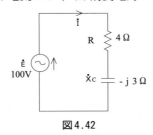

図 4.42

【解】

(1) 電流 $\dot{I}$ と I を求める．

インピーダンス $\dot{Z}$ は R－C の直列だから，
$$\dot{Z} = R + \dot{X}_C = 4 + (-j3) = 4 - j3\,[\Omega]$$

電流 $\dot{I}$ はオームの法則から，
$$\dot{I} = \dfrac{\dot{E}}{\dot{Z}} = \dfrac{100}{4-j3} = \dfrac{100(4+j3)}{(4-j3)(4+j3)} = \dfrac{100(4+j3)}{4^2+3^2} = 4(4+j3)\,[A]$$
$$= 16 + j12\,[A]$$

になる．電流の大きさ I は，

$$I = |\dot{I}| = \frac{|100|}{|4-j3|} = \frac{100}{\sqrt{4^2+3^2}} = \frac{100}{5} = 20 \,[\text{A}]$$

になる．また，$\dot{I}$ の計算結果から

$$I = |4(4+j3)| = 4\sqrt{4^2+3^2} = 4 \times 5 = 20 \,[\text{A}]$$

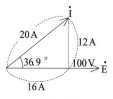

図4.43

でも求められるが，大きさのみを求めるときは，途中の式で，分母と分子の絶対値から求めた方が簡単である（p.80 参照）．

(2) 消費電力を求める．

$$P = EI\cos\phi = EI\frac{R}{Z} = 100 \times 20 \times \frac{4}{5} = 1600 \,[\text{W}]$$

になる．または，

$$P = I^2 R = 20^2 \times 4 = 1600 \,[\text{W}]$$

でもよい．（電力は抵抗で消費する）

5．図 4.44 の R-L 並列回路の (1) アドミタンス $\dot{Y}$ と $\dot{I}$，(2) インピーダンス $\dot{Z}$ と $\dot{I}$，(3) 消費電力 P を求めなさい．

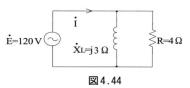

図4.44

【解】

(1) アドミタンス $\dot{Y}$ と $\dot{I}$ を求める．

$$\dot{Y} = \frac{1}{R} + \frac{1}{\dot{X}_L} = \frac{1}{4} + \frac{1}{j3}$$

$$= \frac{1}{4} - j\frac{1}{3} = 0.25 - j0.33 \,[\text{S}]$$

電流 $\dot{I} = \dot{E}\dot{Y} = 120 \times \left(\frac{1}{4} - j\frac{1}{3}\right)$

$$= 30 - j40 \,[\text{A}]$$

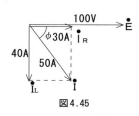

図4.45

と求められる．ベクトルは図 4.45 のようになる．

(2) インピーダンス $\dot{Z}$ と $\dot{I}$ を求める．

インピーダンスは並列接続だから抵抗の並列の公式から，

$$\dot{Z}=\frac{1}{1/R+1/\dot{X}_L}=\frac{1}{1/4+1/j3} \quad 分母を通分して \quad \dot{Z}=\frac{1}{(j3+4)/j12}$$

$$\dot{Z}=\frac{j12}{4+j3}=\frac{j12(4-j3)}{(4+j3)(4-j3)}=\frac{12(3+j4)}{4^2+3^2}=\frac{36}{25}+j\frac{48}{25}=1.44+j1.92\,[\Omega]$$

$$\dot{I}=\frac{\dot{E}}{\dot{Z}}=\frac{120}{j12/(4+j3)}=\frac{120(4+j3)}{j12}=\frac{40}{j}+\frac{j30}{j}=30-j40\,[A]$$

になる．並列の場合は，アドミタンスで計算した方が簡単であることが分かる．（$\dot{Z}$ の2行目の式は「和分の積」で，はじめからこの式を使った方が簡単になる）

(3) 消費電力 P を求める．

電力は抵抗で消費されるので，回路図から抵抗 R に流れる電流

$I_R=\dfrac{120}{4}=30\,[A]$ だから，$P=I_R^2R=30^2\times4=3600\,[W]$ になる．

また，電力は電圧×有効電流（電圧と同相分）より，

$$P=EI_P=120\times30=3600\,[W]$$

$$P=EI\cos\phi=120\times50\times\frac{30}{50}=3600\,[W]$$

6． 図 4.46 の回路の各枝路に流れる電流 $\dot{I}_1$, $\dot{I}_2$, $\dot{I}_3$ を求めなさい．

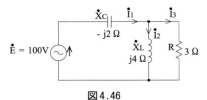

図4.46

【解】

図 4.46 のように，負荷が，R，L，C の直，並列回路になると，記号法でなければ難しくなる．記号法を使えば，簡単である．

合成インピーダンス $\dot{Z}$ を求めると，

$$\dot{Z} = \dot{X}_C + \frac{R\dot{X}_L}{R + \dot{X}_L} = -j2 + \frac{j4 \times 3}{j4 + 3} = -j2 + \frac{j12}{3 + j4} = -j2 + \frac{j12(3-j4)}{(3+j4)(3-j4)}$$

$$= -j2 + \frac{j12(3-j4)}{25} = -j2 + \frac{48 + j36}{25} = \frac{48 - j14}{25} \ [\Omega]$$

電流 $\dot{I}_1 = \frac{\dot{E}}{\dot{Z}} = \frac{100}{(48-j14)/25} = \frac{2500}{48-j14} = \frac{2500(48+j14)}{48^2 + 14^2}$

$$= \frac{2500(48+j14)}{2500} = 48 + j14 \ [A]$$

ここで，図4.47で，電流 $I_1 = I \times \frac{R_2}{R_1 + R_2}$ と全電流 I は，抵抗 R_1，R_2 に反比例して分流する式を適用する（p.30，例題2.2の **5** 参照）．

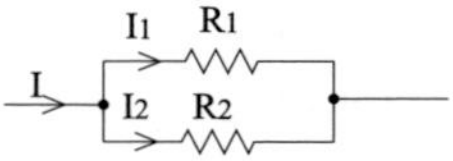

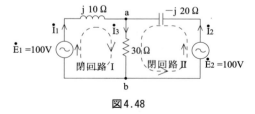

図4.47

$$\dot{I}_2 = \dot{I}_1 \times \frac{3}{3+j4} = (48+j14) \times \frac{3}{3+j4} = \frac{3(48+j14)(3-j4)}{(3+j4)(3-j4)}$$

$$= \frac{3(144+j42-j192+56)}{25} = \frac{3(200-j150)}{25} = 24 - j18 \ [A]$$

$\dot{I}_3 = \dot{I}_1 - \dot{I}_2 = (48+j14) - (24-j18) = 24 + j32 \ [A]$

（$\dot{I}_3 = \dot{I}_1 \times \frac{j4}{3+j4}$ で求めることもできる．）

解答を確認するには，1つの閉回路を取り，$\dot{E} = \dot{V}_C + \dot{V}_L$ が成り立てばよい．

$100 = (48+j14)(-j2) + (24-j18)j4 = -j96 + 28 + j96 + 72 = 100 \ [V]$

になる．

7．図4.48の回路の電流 $\dot{I}_1$，$\dot{I}_2$，$\dot{I}_3$ を求めなさい．

図4.48

【解】

この回路は電源が2つあるので「キルヒホッフの法則」を適用しないと求

められない．電源，抵抗，リアクタンスをベクトルで表せば，直流回路と同じ方法で求められる．（記号法は万能である）

a点で第1法則を適用すると，　　　$\dot{I}_1 + \dot{I}_2 = \dot{I}_3$　　　——— ①

閉回路Ⅰから，第2法則を適用して，$j10\dot{I}_1 + 30\dot{I}_3 = 100$　——— ②

閉回路Ⅱから，　　　　　　　　$-j20\dot{I}_2 + 30\dot{I}_3 = 100$　——— ③

①，②，③式の3元1次連立方程式を解いて求めることができる．計算は省略して解答のみ提示しておく．

$$\dot{I}_1 = \frac{60}{13} - j\frac{40}{13} = 4.62 - j3.08 \; [\text{A}]$$

$$\dot{I}_2 = -\frac{30}{13} + j\frac{20}{13} = -2.31 + j1.54 \; [\text{A}]$$

$$\dot{I}_3 = \frac{30}{13} - j\frac{20}{13} = 2.31 - j1.54 \; [\text{A}]$$

解答を確かめるには，a－b間の電位差 $\dot{V}_{ab}$ が各枝路で等しくなることを確認すればよい．

$$\dot{V}_{ab} = \dot{E}_1 - \dot{I}_1 \dot{X}_L = \dot{E}_2 - \dot{I}_2 \dot{X}_C = \dot{I}_3 R$$

を確認してみるとよい．このように，記号法を使えば全ての回路の計算ができる．

8． インピーダンス負荷に100 [V]の正弦波交流電圧を加えたとき流れた電流の大きさが5 A，位相遅れが $\frac{\pi}{3}$ [rad] であった．この負荷の複素インピーダンス [Ω] を求めなさい．　　　　　　　　　　　（平成13年）

【解】

電圧と電流のベクトルが与えられている．

$$\dot{E} = 100 \angle 0 \; [\text{V}], \quad \dot{I} = 5 \angle -\frac{\pi}{3} \; [\text{A}]$$

インピーダンス $\dot{Z} = \dfrac{\dot{E}}{\dot{I}} = \dfrac{100 \angle 0}{5 \angle -\pi/3} = \dfrac{100}{5} \angle 0 - \left(-\dfrac{\pi}{3}\right) = 20 \angle \dfrac{\pi}{3} \; [\Omega]$

（極座標法の割り算は，大きさどうし割り算，位相は引き算になるから）
記号法に変換すると，

$$\dot{Z} = 20\left\{\cos\left(\frac{\pi}{3}\right) + j\sin\left(\frac{\pi}{3}\right)\right\} = 10 + j10\sqrt{3} \; [\Omega]$$

になる．また，電流を記号法になおすと，

$$\dot{I} = 5\left\{\cos\left(-\frac{\pi}{3}\right) + j\sin\left(-\frac{\pi}{3}\right)\right\} = \frac{5(1-j\sqrt{3})}{2} \text{ [A]}$$

になる．インピーダンス $\dot{Z}$ は，

$$\dot{Z} = \frac{\dot{E}}{\dot{I}} = \frac{100}{5(1-j\sqrt{3})/2} = \frac{40}{1-j\sqrt{3}} = \frac{40(1+j\sqrt{3})}{1+3} = 10 + j10\sqrt{3} \text{ [Ω]}$$

と同じ結果になる．

9．静電容量 C のコンデンサ回路に E sin ωt の交流電圧を加えたとき，流れる電流を瞬時値の式で表しなさい． (平成13年)

【解】

電圧 E は最大値．電流の最大値は $I = \dfrac{E}{1/\omega C} = E\omega C$．コンデンサに流れる電流は電圧より $\dfrac{\pi}{2}$ [rad] 進みだから（p.94，例題4.4の **2** 参照），瞬時値 i は，

$$i = \omega CE \sin\left(\omega t + \frac{\pi}{2}\right) \text{ [A] となる．}$$

10．図 4.49 で ab 間に 100 V の交流電圧を加えたとき，電流は何 A か． (平成13年)

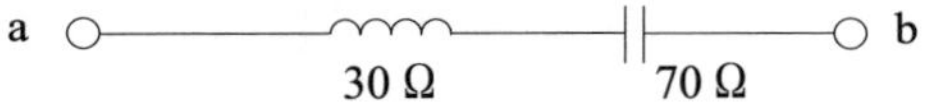

図 4.49

【解】

合成リアクタンス $\dot{X}$ は，$\dot{X} = j30 - j70 = -j40$ [Ω]．電流 $\dot{I}$ は，

$$\dot{I} = \frac{\dot{E}}{\dot{X}} = \frac{100}{(-j40)} = j2.5 \text{ [A]}$$

電流の大きさ I=2.5 [A] になる．

11．図 4.50 の回路で 45 V の直流電圧を加えると 0.5 A の電流が流れた．45 V の交流電圧を加えた場合の電流は何 A か． (平成11年)

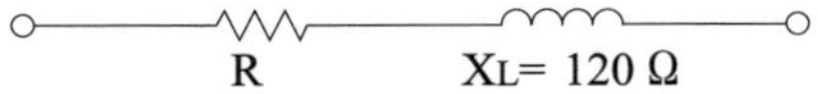

図 4.50

【解】

直流電圧を加えたとき，$X_L = \omega L = 2\pi f L$ [Ω] で，周波数 f=0 だから $X_L =$

0 になる（p.86, 例題 4.3 の **1** 参照）．したがって，直流を加えたとき流れる電流は，$I=\dfrac{E}{R}=\dfrac{45}{R}=0.5$ [A]　$R=\dfrac{45}{0.5}=90$ [Ω] になる．

交流電圧を加えたとき，インピーダンス $Z=\sqrt{R^2+X_L^2}=\sqrt{90^2+120^2}=150$ [Ω]
電流 $I=\dfrac{E}{Z}=\dfrac{45}{150}=0.3$ [A] になる．

12. 複素インピーダンス $\dot{Z}=80+j60$ [Ω] の負荷に 100 [V] の正弦波交流電圧を加えたとき，消費される電力は何 W か．　　　　　　　（平成14年）

【解】

流れる電流 $\dot{I}$ は，$\dot{I}=\dfrac{100}{80+j60}$ [A]

電流の大きさは $I=\dfrac{|100|}{|80+j60|}=\dfrac{100}{\sqrt{80^2+60^2}}=\dfrac{100}{100}=1$ [A]

消費電力 $P=I^2R=1^2×80=80$ [W] になる．

また，負荷の力率 $\cos\phi=\dfrac{R}{Z}=\dfrac{80}{100}=0.8$

消費電力 $P=EI\cos\phi=100×1×0.8=80$ [W] で求めてもよい．

13. 正弦波交流の回路で有効電力を P，無効電力を Q とすると，力率を表す式はどれか．　　　　　　　（平成13年）

　(1)　Q/P　　　　(2)　P/Q　　　　(3)　$P/\sqrt{P^2+Q^2}$
　(4)　$Q/\sqrt{P^2+Q^2}$　　(5)　$Q/\sqrt{P^2-Q^2}$

【解】（答　3）

電圧 E，電流 I，位相差 ϕ とすると，有効電力 $P=EI\cos\phi$，無効電力 $Q=EI\sin\phi$ である．

$P^2+Q^2=(EI\cos\phi)^2+(EI\sin\phi)^2=(EI)^2(\cos^2\phi+\sin^2\phi)=(EI)^2$
（三角関数の公式から，$\cos^2\phi+\sin^2\phi=1$）
$EI=\sqrt{P^2+Q^2}$ になる．

力率 $\cos\phi=\dfrac{P}{EI}$ だから，$\cos\phi=\dfrac{P}{\sqrt{P^2+Q^2}}$ になる．

●演習問題 4.4

1．インダクタンス L＝20 [mH] のコイルに周波数 f＝1 [kHz]，電圧 $\dot{E}$ ＝10 [V] を加えたとき，流れる電流 $\dot{I}$ を求めてベクトル図を描きなさい．（図 4.51）

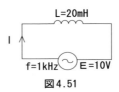

図 4.51

2．コンデンサ容量が 10 [μF] に周波数 f＝1 [kHz]，電圧 $\dot{E}$＝10 [V] を加えたとき流れる電流 $\dot{I}$ を求めてベクトル図を描きなさい．（図 4.52）

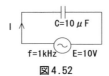

図 4.52

3．図 4.53 の R－C 直列回路で，電流 $\dot{I}$，電圧 $\dot{V}_R$，$\dot{V}_C$ を求めて，ベクトル図を描きなさい．

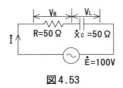

図 4.53

4．図 4.54 の R－L 並列回路で，電流 $\dot{I}_R$，$\dot{I}_L$，$\dot{I}$ を求め，ベクトル図を描きなさい．

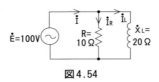

図 4.54

5．図 4.55 の回路に直流 50 V を加えたら 1.25 A，交流 50 V を加えたら 1.0 A の電流が流れた．リアクタンス X は何Ωか．　　　　　　　（平成 6 年）

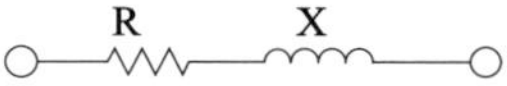

図4.55

6．200 cosωt［V］の電圧を負荷に加えたとき，この負荷で消費される電力は何 W か．ただし，この負荷のインピーダンスは（8＋j6）［Ω］である．

（平成 8 年）

7．負荷の両端に $\sqrt{2}$ Vsinωt の電圧を加えたとき，流れる電流は $\sqrt{2}$ Isin(ωt−φ) であった．電力を表す式を求めなさい．ただし，ω は角周波数，t は時間である．　　　　　　　（平成10年）

演習問題 4.4　解答

1．誘導リアクタンス

$$X_L = 2\pi fL = 2\times3.14\times1000\times20\times10^{-3} = 125.6\ [\Omega]$$

$$電流\ \dot{I} = \frac{\dot{E}}{\dot{X}_L} = \frac{10}{j125.6} = -j0.0796\ [A]\ (図4.56)$$

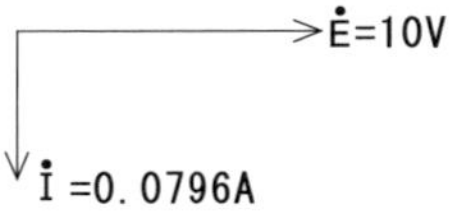

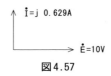

図4.56

2．容量リアクタンス

$$X_C = \frac{1}{\omega C} = \frac{1}{2\pi fC}$$

$$= \frac{1}{2\times3.14\times1000\times10\times10^{-6}} = 15.9[\Omega]$$

$$電流\ \dot{I} = \frac{\dot{E}}{\dot{X}_C} = \frac{10}{-j15.9} = j0.629\ [A]\ (図4.57)$$

図4.57

3．インピーダンス

$$\dot{Z} = 50 - j50\ [\Omega]$$

$$電流\ \dot{I} = \frac{\dot{E}}{\dot{Z}} = \frac{100}{50-j50} = \frac{100}{50(1-j1)}$$

$$= \frac{2(1+j1)}{(1-j1)(1+j1)} = \frac{2(1+j1)}{2}$$

$$= 1+j1\ [A]$$

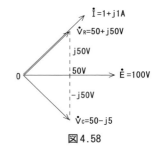

図4.58

電圧 $\dot{V}_R = \dot{I}R = (1-j1) \times 50 = 50 + j50$ [V],
$\dot{V}_C = \dot{I}\dot{X}_C = (1+j1) \times (-j50) = 50 - j50$ [V]
ベクトル図は，図4.58のようになる．

4. 抵抗に流れる電流 $\dot{I}_R = \dfrac{\dot{E}}{R} = \dfrac{100}{10} = 10$ [A]

コイルに流れる電流 $\dot{I}_L = \dfrac{\dot{E}}{j\omega L} = \dfrac{100}{j20} = -j5$ [A]

全電流 $\dot{I} = \dot{I}_R + \dot{I}_L = 10 - j5$ [A]

$I = \sqrt{10^2 + 5^2} = 11.2$ [A]　（図4.59）

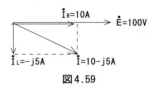

図4.59

また，$\dot{I} = \dot{E}\dot{Y} = 100\left(\dfrac{1}{10} + \dfrac{1}{j20}\right) = 10 - j5$ [A] とアドミタンスで求められる．

5. 直流を加えたとき，$I = \dfrac{E}{R}$ から，$1.25 = \dfrac{50}{R}$　$R = \dfrac{50}{1.25} = 40$ [Ω]

交流 $E = 50$ [V] を加えたとき，$I = 1$ [A] 流れるのでインピーダンス $Z = \dfrac{E}{I} = \dfrac{50}{1} = 50$ [Ω] になる．

$Z = \sqrt{R^2 + X^2}$ より，$X = \sqrt{Z^2 - R^2} = \sqrt{50^2 - 40^2} = 30$ [Ω] になる．

6. インピーダンス Z は，$Z = \sqrt{8^2 + 6^2} = 10$ [Ω]

電圧 $e = 200\cos\omega t = 200\sin\left(\omega t + \dfrac{\pi}{2}\right)$ [V] である．（cos は，sin より $\dfrac{\pi}{2}$ [rad] 進んでいるだけで，同じ正弦波である．）

電圧の実効値 E は，$E = \dfrac{200}{\sqrt{2}} = 141$ [V]，電流 $I = \dfrac{E}{Z} = \dfrac{141}{10} = 14.1$ [A] だから，電力 $P = EI\cos\theta = I^2R$ より，$P = 14.1^2 \times 8 = 1600$ [W] になる．

7. 電力 P は，電圧 V，電流 I，位相差 ϕ だから，$VI\cos\phi$ である．

4.5 共振回路

4.5.1 直列共振

■要　項■

図 4.60 のような L-C 直列回路の合成リアクタンス X は,

$$X = |\dot{X}_L + \dot{X}_C| = \left|j\omega L - j\frac{1}{\omega C}\right| = \omega L - \frac{1}{\omega C}$$

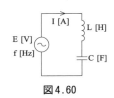

図 4.60

周波数 f_0 において, $\omega_0 L = \dfrac{1}{\omega_0 C}$ で, 合成リアクタンス X は 0 になり, 電流 I は∞になる. これを直列共振という.

$$\omega_0 L = \frac{1}{\omega_0 C}$$

$$\omega_0^2 = \frac{1}{LC}$$

$$\omega_0 = \frac{1}{\sqrt{LC}}$$

$$f_0 = \frac{1}{2\pi\sqrt{LC}}$$

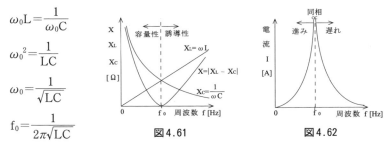

図 4.61　　　図 4.62

この f_0 を共振周波数という (図 4.61, 図 4.62).

実際には, コイルには抵抗分 r が含まれているので, 電流 $I = \dfrac{E}{r}$ となる. 共振時には, 負荷は抵抗分のみになり電圧と電流が同相になる.

4.5.2 並列共振

■要　項■

図 4.63 のような合成リアクタンス X は,

$$X = \frac{|\dot{X}_L \dot{X}_C|}{|\dot{X}_L + \dot{X}_C|} = \frac{L/C}{\omega L - 1/\omega C}$$

周波数 f_0 において，$\omega_0 L = \dfrac{1}{\omega_0 C}$ になると，分母が0となり，リアクタンス X_0 は∞で，電源からの流入電流 $I_0 = \dfrac{E}{X_0} = 0$ となる．

ただし，C には $\dot{I}_C = \dfrac{\dot{E}}{-j1/\omega_0 C} = j\omega_0 C\dot{E}$，

L には $\dot{I}_L = \dfrac{\dot{E}}{j\omega_0 L} = -j\dfrac{\dot{E}}{\omega_0 L}$

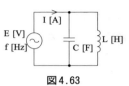

図 4.63

の相等しい電流が循環して流れる．

周波数による並列合成リアクタンス X と電流 I は，図 4.61, 4.62 と逆に f_0 で X は∞，I は0になる．

【例題 4.5】

1．コイルとコンデンサの直列共振回路がある．コンデンサが 50 [pF] のとき，100 [kHz] で共振した．コイルは何 H か． （平成7年）

【解】

共振しているから，$\omega_0 L = \dfrac{1}{\omega_0 C}$　$\omega_0^2 = \dfrac{1}{LC}$　より

$$L = \dfrac{1}{\omega_0^2 C} = \dfrac{1}{(2 \times 3.14 \times 100 \times 10^3)^2 \times 50 \times 10^{-12}} = 0.0507 \text{ [H]}$$

になる．（C = 50 [pF　ピコファラド] = 10^{-12} [F] である．）

2．図 4.64 の回路が共振しているとき，回路に流れる電流は何 A か． （平成10年）

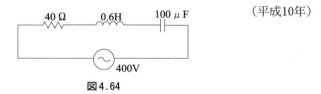

図 4.64

【解】

L−C が直列共振しているときは，合成リアクタンスが0になるので，回路のインピーダンスは抵抗のみとなる．

流れる電流 $I=\dfrac{E}{R}=\dfrac{400}{40}=10$ [A] になる．

3． 図 4.65 の RLC 回路が共振状態にあるとき，L の両端の電圧は何 V か．

（平成 9 年）

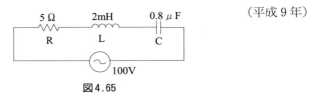

図 4.65

【解】

共振しているので，インピーダンスは R になるから，電流 $I=\dfrac{E}{R}=\dfrac{100}{5}=20$ [A] になる．次にリアクタンスを求める．共振しているので，

$$\omega_0 L=\dfrac{1}{\omega_0 C} \quad \omega_0^2=\dfrac{1}{LC}=\dfrac{1}{2\times 10^{-3}\times 0.8\times 10^{-6}}=\dfrac{1}{1.6\times 10^{-9}}=\dfrac{1}{16\times 10^{-10}}$$

$$\omega_0=\dfrac{1}{4\times 10^{-5}}=25000$$

$$\therefore\ X_L=\omega_0 L=25000\times 2\times 10^{-3}=50\ [\Omega]$$

$$X_C=\dfrac{1}{\omega_0 C}=\dfrac{1}{25000\times 0.8\times 10^{-6}}=50\ [\Omega]$$

L の端子電圧 $V_L=IX_L=20\times 50=1000$ [V] になり電源電圧の 10 倍になる．L 及び C の端子電圧 V_L，V_C は，共に電源電圧の $\dfrac{X_L}{R}\left(=\dfrac{X_C}{R}\right)$ 倍になる．これをコイルの選択度といい，コイルの Q ともいう．共振しているときは，V_L と V_C の両端の電圧は，電源電圧の Q 倍に増幅されている．直列共振を電圧共振ともいう．

4． 図 4.66 の回路が，5 [MHz] で共振するとき，コンデンサ C は何 [F] か．ただし，π の値を 3 とする．　（平成11年）

(1)　222×10^{-12}　　(2)　333×10^{-12}

(3)　444×10^{-12}　　(4)　555×10^{-12}

(5)　666×10^{-12}

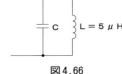

図 4.66

【解】（答　1）

並列共振周波数と直列共振周波数は同じで $f_0 = \dfrac{1}{2\pi\sqrt{LC}}$ だから，

$$C = \dfrac{1}{L(2\pi f_0)^2} = \dfrac{1}{5\times 10^{-6}\times (2\times 3\times 5\times 10^6)^2} = 2.22\times 10^{-12}\,[\text{F}]$$ になる．

5．図4.67の回路で $I=1$ [A] のとき，コイルに流れる電流は何Aか．

（平成13年）

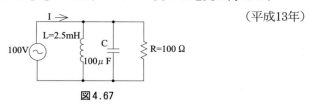

図4.67

【解】

電源から流れ込む電流が1[A]ということは，抵抗Rに流れる電流であることに注目する．

LとCが並列共振しているときは，合成リアクタンスは無限大になり，電流が流れ込まないから，この回路は共振している．

$$\omega_0 L = \dfrac{1}{\omega_0 C} \quad \omega_0{}^2 = \dfrac{1}{LC} = \dfrac{1}{2.5\times 10^{-3}\times 100\times 10^{-6}} = \dfrac{10^8}{25}$$

$$\omega_0 = \sqrt{\dfrac{10^8}{25}} = \dfrac{10^4}{5} = 2000$$

$\omega_0 L = 2000\times 2.5\times 10^{-3} = 5$ [Ω] になる．

∴　コイルに流れる電流 I_L は，$I_L = \dfrac{100}{5} = 20$ [A] になる．

コンデンサのリアクタンスも，$\dfrac{1}{\omega_0 C} = \dfrac{1}{2000\times 100\times 10^{-6}} = 5$ [Ω] で，$I_C = \dfrac{100}{5} = 20$ [A] になる．ベクトル計算すると，

$$\dot{I} = \dot{I}_R + \dot{I}_L + \dot{I}_C = \dfrac{100}{100} + \dfrac{100}{j5} + \dfrac{100}{-j5} = 1 - j20 + j20 = 1\,[\text{A}]$$

で，コイルとコンデンサの間で循環した電流が流れる．並列共振では，電源から流入する電流（$I=1$A）がL，Cに流れる電流（$I_L=I_C=20$A）に増幅さ

6. 図 4.68 の回路に流れる電流は 20 A であった．これらの R，L，C を並列に同じ電源に接続したとき，電源より流出する電流は，何 A か．

（平成12年）

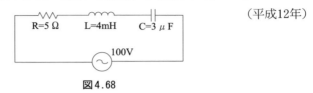

図 4.68

【解】

インピーダンス $Z=\dfrac{E}{I}=\dfrac{100}{20}=5\,[\Omega]$ である．抵抗が 5 [Ω] だから，リアクタンス分が 0 で共振している．図 4.69 のように L，C，R を並列に接続すると，

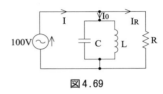

図 4.69

L−C は共振しているので，合成リアクタンスは ∞ で電流 I_0 は 0 である．

∴ $I=I_R=\dfrac{E}{R}=\dfrac{100}{5}=20\,[A]$ になる．

● 演習問題 4.5

1．インダクタンス L=0.2 [mH] のコイルとキャパシタンス C=0.5 [μF] のコンデンサを直列に接続したときの共振周波数を求めなさい．

2．図 4.70 の回路で各問に答えなさい．
  (a) 流れる電流を求めなさい．
  (b) 周波数 f が 2 倍になったときの電流を求めなさい．
  (c) 周波数 f が半分のときの電流を求めなさい．

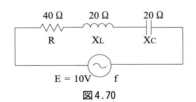

図 4.70

第 4 章　交流回路

3．R, L, C を使った共振回路の説明で，正しいものに○をつけなさい．
  (a) 直列共振時には，インピーダンスが最小になり，電流は最大になる．
  （　）
  (b) 直列共振周波数より低い周波数では誘導性で，高いと容量性になる．
  （　）
  (c) 並列共振時には，インピーダンスが最大になり電流が最小になる．
  （　）
  (d) 並列共振周波数より低い周波数では容量性で，高いと誘導性になる．
  （　）
  (e) 直列共振も並列共振も共振時には，電圧と電流は同相になる．（　）

演習問題 4.5　解答

1．共振したときは，$\omega_0 L = \dfrac{1}{\omega_0 C}$ より，$\omega_0^2 = \dfrac{1}{LC}$　$\omega_0 = 2\pi f_0 = \dfrac{1}{\sqrt{LC}}$

   $f_0 = \dfrac{1}{2\pi\sqrt{LC}} = \dfrac{1}{2 \times 3.14 \times \sqrt{0.2 \times 10^{-3} \times 0.5 \times 10^{-6}}} = 15924$ [Hz]

2．(a) 共振しているので，$I = \dfrac{E}{R} = \dfrac{10}{40} = 0.25$ [A]

   (b) 周波数が 2 倍になると，
       誘導リアクタンス X_L は，2 倍になる．$X_L = 40$ [Ω]
       容量リアクタンス X_C は，半分になる．$X_C = 10$ [Ω]
       インピーダンス $\dot{Z} = 40 + j40 - j10 = 40 + j30$　$Z = \sqrt{40^2 + 30^2} = 50$ [Ω]
       電流 $I = \dfrac{10}{50} = 0.2$ [A]

   (c) 周波数が半分になると，$X_L = 10$ [Ω]，$X_C = 40$ [Ω] になる．
       インピーダンス $\dot{Z} = 40 + j10 - j40 = 40 - j30$　$Z = \sqrt{40^2 + 30^2} = 50$ [Ω]
       電流 $I = \dfrac{10}{50} = 0.2$ [A]

3．(a) ○　　(b) ×　　(c) ○　　(d) ×　　(e) ○

第5章

3相交流

第5章　3相交流

5.1　3相交流の表示法

5.1.1　瞬時値表示（図5.1）
■要　　項■
a相　　$e_a = \sqrt{2}\,E\sin\omega t$ [V]

b相　　$e_b = \sqrt{2}\,E\sin\left(\omega t - \dfrac{2\pi}{3}\right)$ [V]

c相　　$e_c = \sqrt{2}\,E\sin\left(\omega t - \dfrac{4\pi}{3}\right)$ [V]

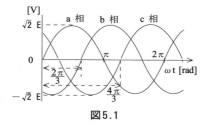

図5.1

5.1.2　ベクトル図
■要　　項■
瞬時値をベクトルで表すと図5.2のようになる．

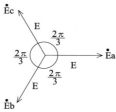

図5.2

5.1.3　極座標法表示
■要　　項■

$$\dot{E}_a = E\angle 0 \text{ [V]},\quad \dot{E}_b = E\angle -\dfrac{2\pi}{3} \text{ [V]},\quad \dot{E}_c = E\angle -\dfrac{4\pi}{3} \text{ [V]}$$

5.1.4　記号法表示
■要　　項■

$\dot{E}_a = E(\cos 0 + j\sin 0) = E$ [V]

$\dot{E}_b = E\left\{\cos\left(-\dfrac{2\pi}{3}\right) + j\sin\left(-\dfrac{2\pi}{3}\right)\right\} = E\left(-\dfrac{1}{2} - j\dfrac{\sqrt{3}}{2}\right)$ [V]

$\dot{E}_c = E\left\{\cos\left(-\dfrac{4\pi}{3}\right) + j\sin\left(-\dfrac{4\pi}{3}\right)\right\} = E\left(-\dfrac{1}{2} + j\dfrac{\sqrt{3}}{2}\right)$ [V]

5.1　3相交流の表示法

【例題 5.1】

1．3相交流電圧の a 相 $e_a = \sqrt{2}E\sin\omega t$ [V]，b 相 $e_b = \sqrt{2}E\sin(\omega t - 120°)$ [V]，c 相 $e_c = \sqrt{2}E\sin(\omega t - 240°)$ [V] の電圧の和を求めなさい．

【解】

$$\begin{aligned}
e_a + e_b + e_c &= \sqrt{2}E\sin\omega t + \sqrt{2}E\sin(\omega t - 120°) + \sqrt{2}E\sin(\omega t - 240°) \\
&= \sqrt{2}E\{\sin\omega t + \sin\omega t\cos 120° - \cos\omega t\sin 120° \\
&\quad + \sin\omega t\cos 240° - \cos\omega t\sin 240°\} \\
&= \sqrt{2}E\left\{\sin\omega t - \frac{\sin\omega t}{2} - \frac{\sqrt{3}\cos\omega t}{2} - \frac{\sin\omega t}{2} + \frac{\sqrt{3}\cos\omega t}{2}\right\} \\
&= 0
\end{aligned}$$

> 〔注〕 $\sin(\alpha \pm \beta) = \sin\alpha\cos\beta \pm \cos\alpha\sin\beta$
> $\tan(\alpha \pm \beta) = \dfrac{\tan\alpha \pm \tan\beta}{1 \mp \tan\alpha\tan\beta}$

になる．図5.1の瞬時値において，どの時間 (ωt) においても，$e_a + e_b + e_c = 0$ になる．

2．a 相，b 相，c 相の電圧の和を記号法で求めなさい．

【解】

$$\dot{E}_a + \dot{E}_b + \dot{E}_c = E + E\left(-\frac{1}{2} - j\frac{\sqrt{3}}{2}\right) + E\left(-\frac{1}{2} + j\frac{\sqrt{3}}{2}\right) = 0 \text{ になる．}$$

● **演習問題 5.1**

1．a 相の電圧が $\dot{E}_a = 200\angle 60°$ [V] で表されたとき，b 相，c 相の電圧 $\dot{E}_b$，$\dot{E}_c$ を極座標法で表しなさい．

2．3相交流電圧の a 相 $e_a = \sqrt{2}\,200\sin\omega t$ [V]，b 相 $e_b = \sqrt{2}\,200\sin(\omega t - 120°)$ [V]，c 相 $e_c = \sqrt{2}\,200\sin(\omega t - 240°)$ [V] の電圧において，$t = 15$ [ms] のときの e_a，e_b，e_c の大きさとその和を求めなさい．ただし，周波数 $f = 50$ [Hz] とする．

第 5 章　3 相交流

演習問題 5.1　解答

1. $\dot{E}_a = 200\angle 60°$ [V] のとき，b 相は 120° 遅れ，c 相は 240° 遅れる．
   $\dot{E}_b = 200\angle 60° - 120° = 200\angle -60°$ [V]
   $\dot{E}_c = 200\angle 60° - 240° = 200\angle -180°$ [V]

2. 周波数 f＝50 [Hz] だから，$\omega = 2\pi f = 2\pi \times 50 = 100\pi$ である．π [rad]＝180° だから，$\omega = 100 \times 180 = 1800$ [°/s^2] である．

   ∴　$e_a = \sqrt{2}\,200 \sin \omega t = \sqrt{2}\,200 \sin(1800 \times 15 \times 10^{-3}) = \sqrt{2}\,200 \sin 270°$
   　　$= -\sqrt{2}\,200$ [V] になる．
   　　$e_b = \sqrt{2}\,200 \sin(\omega t - 120°) = \sqrt{2}\,200 \sin(270° - 120°)$
   　　$= \sqrt{2}\,200 \sin 150° = \sqrt{2}\,200 \times 0.5 = 100\sqrt{2}$ [V] になる．
   　　$e_c = \sqrt{2}\,200 \sin(\omega t - 240°) = \sqrt{2}\,200 \sin(270° - 240°)$
   　　$= \sqrt{2}\,200 \sin 30° = \sqrt{2}\,200 \times 0.5 = 100\sqrt{2}$ になる．
   ∴　$e_a + e_b + e_c = -200\sqrt{2} + 100\sqrt{2} + 100\sqrt{2} = 0$ [V] になる．

   図 5.1 で $\omega t = 100\pi \times 15 \times 10^{-3} = 1.5\pi$ [rad] のときの電圧の大きさを確認してください．

5.2　3相交流の結線法

5.2.1　Y結線（星形結線）（図5.3, 5.4）
■要　　項■

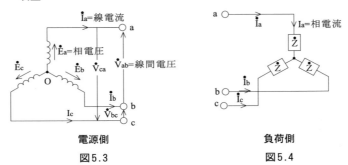

電源側　　　　　　　　　　負荷側
図5.3　　　　　　　　　　図5.4

線間電圧は，相電圧の $\sqrt{3}$ 倍で位相が30°進む．

線電流は，相電流と等しい．

5.2.2　△結線（三角結線）（図5.5, 5.6）
■要　　項■

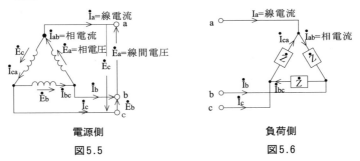

電源側　　　　　　　　　　負荷側
図5.5　　　　　　　　　　図5.6

線間電圧は，相電圧と等しい．

線電流は，相電流の $\sqrt{3}$ 倍で位相は30°遅れる．

3相交流回路では，電源と負荷が Y－Y，Y－△，△－Y，△－△といろいろな組合せで使用される．

対称3相交流は位相が120°で大きさが等しいものをいい，これらが異なるものを非対称3相交流という．また，各相のインピーダンスが同じものを平衡負荷といい，異なるものを不平衡負荷という．非対称や不平衡は「キルヒホッフの法則」で計算できる．

5.2.3 △－Y 変換（平衡負荷）
■要　　項■

図5.7で，△結線とY結線の各端子間のインピーダンスが等しい条件から相互変換できる．

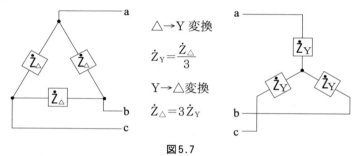

図5.7

【例題5.2】

1．相電圧 E＝100［V］の3相交流電圧が Y 結線されているとき，線間電圧を求めなさい．

【解】

図5.8の回路で端子b点を基準としたa点の電位を求めれば，線間電圧 $\dot{V}_{ab}$ となる．

b点の電位を基準とすると，O点の電位は $-\dot{E}_b$，O点に対してa点の電位は $\dot{E}_a$ 高い．したがって，$\dot{V}_{ab}$ は，$\dot{V}_{ab}=\dot{E}_a-\dot{E}_b$ となる．

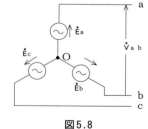

図5.8

ベクトル図から求めると図5.9のようになる．記号法で求めると，$\dot{E}_a = 100$ [V]，

$$\dot{E}_b = 100\left(-\frac{1}{2} - j\frac{\sqrt{3}}{2}\right) = -50 - j86.6 \text{ [V]}$$

$$\dot{V}_{ab} = \dot{E}_a - \dot{E}_b = 100 - (-50 - j86.6)$$

$$= 150 + j86.6 \text{ [V]}$$

極座標法で表すと，

$$\dot{V}_{ab} = \sqrt{150^2 + 86.6^2} \angle \tan^{-1}(86.6/150)$$

$$= 173 \angle 30° \text{ [V]} \text{ になる．}$$

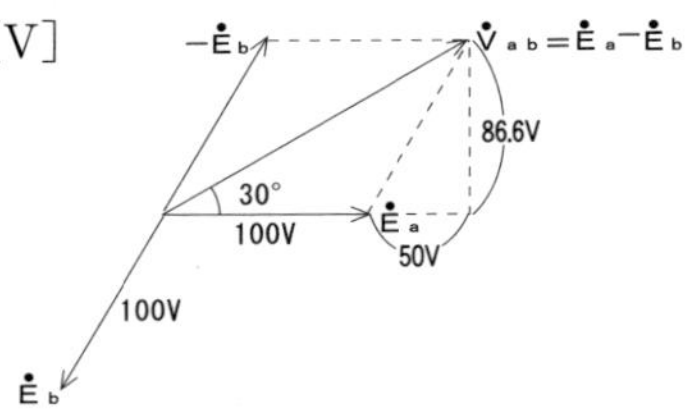

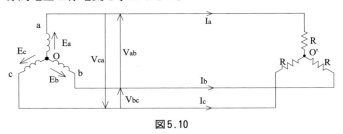

図5.9

線間電圧の大きさは，$V_{ab} = \sqrt{3}\,100 = 173$ [V] と相電圧の $\sqrt{3}$ 倍で，位相は30°進むことが分かる．（b相，c相も120°ずらして同じである．）

2．図5.10のY結線において，相電圧 $E = 100$ [V]，負荷抵抗 $R = 20$ [Ω] のとき，線間電圧と線電流を求めなさい．

図5.10

【解】

3相交流は，1相について計算すれば他の相は，$\dfrac{2\pi}{3}$ [rad] ずつずらせばよいので，a相のみ計算すればよい．

線間電圧 $V_L = \sqrt{3}\,E = \sqrt{3} \times 100 = 173$ [V] になる．

電流を求めるには，図5.10の電源の中性点 O と負荷の中性点 O′ 間を接続して，3相4線式回路として考える．図5.11で，a相の電流 $\dot{I}_a$ は，$\dot{E}_a \to a \to R \to O' \to O \to \dot{E}_a$ の経路で流れる．

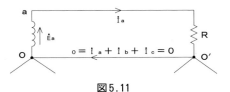

図5.11

$$\therefore \quad \dot{I}_a = \frac{\dot{E}_a}{R} = \frac{100}{20} = 5 \ [\text{A}]$$

同様に b 相は，$\dot{E}_b \to b \to R \to O' \to \dot{E}_b$ の経路で流れる．

$$\dot{I}_b = \frac{\dot{E}_b}{R} = \frac{-50 - j50\sqrt{3}}{20} = -2.5 - j2.5\sqrt{3} \ [\text{A}] = -2.5(1 + j\sqrt{3})$$

大きさ $I_b = 2.5(\sqrt{1+3}) = 2.5 \times 2 = 5 \ [\text{A}]$

同様に c 相は，$\dot{I}_c = \frac{\dot{E}_c}{R} = \frac{-50 + j50\sqrt{3}}{20} = -2.5 + j2.5\sqrt{3} \ [\text{A}]$

大きさ $I_c = 5 \ [\text{A}]$ となる．

ここで，中性線 O'−O に流れる電流 $\dot{I}_o$ は，

$$\dot{I}_o = \dot{I}_a + \dot{I}_b + \dot{I}_c = 5 + (-2.5 - j2.5\sqrt{3}) + (-2.5 + j2.5\sqrt{3}) = 0$$

となり，実際には電流が相互に打ち消し合って流れない．したがって，Y−Y 結線では，中性点を短絡して，1 相のみ取り出し単相交流として計算すればよい．（中性線は実際には電流が流れないので必要ない．）

a 相，b 相，c 相の各相は，1 相のみ取り出せば単相交流である．3 つの抵抗 R に単相交流で供給すれば 6 本の電線が必要になる．しかし，3 相交流で供給すれば帰りの線が不要になり 3 本で済む．これが発電所から工場や町に電気が送られるとき，3 相交流が使われる理由である．

Y 結線では，次の関係が得られる．

「線間電圧 V_L は，大きさは相電圧 E_P の $\sqrt{3}$ 倍で，位相 $\frac{\pi}{6}$ [rad]（30 度）進む．」

「線電流 I_L と相電流 I_P は同じになる．」

3．1 相のインピーダンスが $\dot{Z} = 3 + j4 \ [\Omega]$ である Y 結線された平衡 3 相負荷がある．相電圧が 100 [V] のとき，線電流と線間電圧及び消費電力を求めなさい． (平成11年)

【解】

中性点を結んで a 相のみを取り出して，単相交流として計算すればよい．

1 相のインピーダンスの大きさ $Z=\sqrt{4^2+3^2}=5$ [Ω].

Y 結合だから，相電流＝線電流＝$\dfrac{E}{Z}=\dfrac{100}{5}=20$ [A] になる.

線間電圧 $V_L=\sqrt{3}\,E=\sqrt{3}\times 100=173$ [V] になる.

負荷の力率は，$\cos\theta=\dfrac{R}{Z}=\dfrac{3}{5}=0.6(=\cos 53.1°)$ だから，

3 相電力 $P=3\,EI\cos\theta=3\times 100\times 20\times 0.6=3600$ [W] になる.（5.3 項参照）

4． 図 5.12 の△結線において，循環電流 $\dot{I}$ を求めなさい.

【解】

1 相の電源の内部インピーダンスを $\dot{Z}$ とすると，「キルヒホッフの法則」より，$\dot{I}\dot{Z}+\dot{I}\dot{Z}+\dot{I}\dot{Z}=\dot{E}_a+\dot{E}_b+\dot{E}_c$ が成り立つ.

∴ $\dot{I}=\dfrac{\dot{E}_a+\dot{E}_b+\dot{E}_c}{3\dot{Z}}=0$ になる.（$\dot{E}_a+\dot{E}_b+\dot{E}_c=0$）

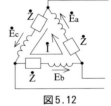

図 5.12

△の電源回路には循環電流は流れない.

5． 図 5.13 の回路で，相電圧 $E_a=200$ [V]，抵抗 $R=50$ [Ω] のとき，相電流 I_{ab}，線電流 I_a，及び電力を求めなさい.

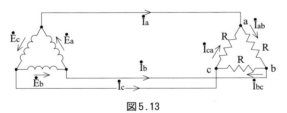

図 5.13

【解】

3 相交流は，1 相について計算すれば他の相は，$\dfrac{2\pi}{3}$ [rad] ずつずらせばよいので，a 相についてのみ計算する.

a 相の相電圧 $\dot{E}_a=E$ が負荷抵抗 R の a－b 間にかかるので，相電流 $\dot{I}_{ab}=\dfrac{\dot{E}_a}{R}=\dfrac{E}{R}$

c 相の相電圧 $\dot{E}_c$ が c－a 間の負荷抵抗 R にかかるので，相電流 $\dot{I}_{ca}$ は，

$$\dot{I}_{ca} = \frac{\dot{E}_c}{R} = \frac{E(-1/2 + j\sqrt{3}/2)}{R} = -\frac{E}{2R} + j\frac{\sqrt{3}E}{2R}$$

a点で「キルヒホッフの第1法則」より，$\dot{I}_a + \dot{I}_{ca} = \dot{I}_{ab}$ が成り立つ．

$$\dot{I}_a = \dot{I}_{ab} - \dot{I}_{ca} = \frac{E}{R} - \left(-\frac{E}{2R} + j\frac{\sqrt{3}E}{2R}\right) = \frac{3E}{2R} - j\frac{\sqrt{3}E}{2R}$$

極座標法で表すと，

$$\dot{I}_a = \frac{\sqrt{(3E)^2 + (\sqrt{3}E)^2}}{2R} \angle \tan^{-1}\frac{-\sqrt{3}E}{3E} = \frac{2\sqrt{3}E}{2R} \angle -30° = \frac{\sqrt{3}E}{R} \angle -30°$$

になる．E/R は相電流だから，△結線では次の関係が得られる．

「線電流は，相電流の $\sqrt{3}$ 倍で，30°遅れる．」

「線間電圧と相電圧は同じになる．」

相電流 $I_P = \dfrac{200}{50} = 4$ [A] になる．

線電流 $I_L = \sqrt{3}\,I_P = \sqrt{3} \times 4 = 6.93$ [A] になる．

消費電力 $P = 3 \times I_P^2 R = 3 \times 4^3 \times 50 = 2400$ [W] になる．（5.3項参照）

6．△-△結線の平衡3相回路で，相電圧 210 [V]，1相の負荷インピーダンス 4+3j [Ω] のとき，線電流，及び電力を求めなさい． （平成13年）

【解】

インピーダンス $Z = \sqrt{4^2 + 3^2} = 5$ [Ω]

相電流 $I_P = \dfrac{E_P}{Z} = \dfrac{210}{5} = 42$ [A]

線電流 $I_L = \sqrt{3}\,I_P = \sqrt{3} \times 42 = 72.7$ [A]

3相電力 $P = 3 \times E_P \times I_P \times \cos\phi = 3 \times 210 \times 42 \times \dfrac{4}{5} = 21168$ [W] になる．

7．図5.14の平衡3相回路の線電流Iは何 [A] か． （平成10年）

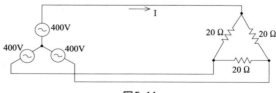

図5.14

【解】

Y−△結線である．負荷の△をYに変換して，Y−Y結線として計算する方法と，電源側を△に変換して，△−△結線とする方法がある．（電源側を変換した方が簡単）（図5.15）

電源を△に変換すると，Yの相電圧を線間電圧に変換し，この線間電圧を△結線にすればよい．

線間電圧 $V_L = \sqrt{3} \times 400$ [V]，が負荷20Ωの両端にかかるので，

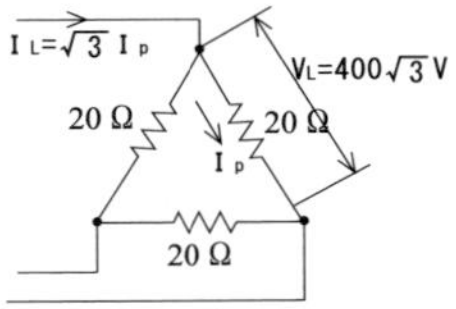

相電流 $I_P = \dfrac{400\sqrt{3}}{20} = 20\sqrt{3}$ [A]

線電流 $I_L = \sqrt{3} I_P = \sqrt{3} \times 20\sqrt{3} = 60$ [A] になる．

図5.15

8. 6個の抵抗を含む図5.16のような回路に，線間電圧として平衡3相交流電圧Vを加えた．流れる電流 I_L を式で表しなさい．　　　　（平成4年）

図5.16

【解】

この回路は負荷の△の部分を△−Y変換して求める．3Rの△結線をYに変換すると，$R_Y = \dfrac{3R}{3} = R$ になる．したがって，1相の負荷抵抗は，図5.17のように2Rになる．

線間電圧がVだから，1相の負荷にかかる相電圧は，$\dfrac{V}{\sqrt{3}}$ になる．

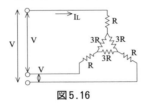

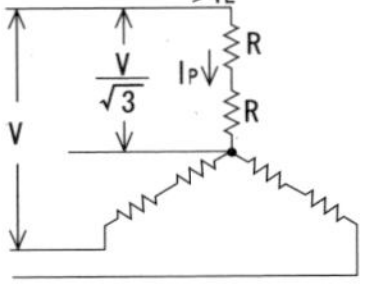

図5.17

線電流 $I_L = I_P = \dfrac{V/\sqrt{3}}{2R} = \dfrac{V}{2\sqrt{3}\,R}$ になる．

● 演習問題 5.2

1. Y－Y結線の3相交流回路について，誤っているのはどれか．（平成7年）
   (1) 相電流と線電流とは等しい．
   (2) 線間電圧は相電圧の $\sqrt{3}$ 倍である．
   (3) 線間電圧と相電圧との位相差は30度である．
   (4) 線電流は相電圧と負荷のインピーダンスとの比である．
   (5) 負荷のインピーダンスに流れる電流は相電流の $\dfrac{1}{\sqrt{3}}$ である．

2. △結線にした負荷（3相平衡負荷）の電圧，電流で誤っているのはどれか．ただし，Rは抵抗，Xは誘導リアクタンス，θ は負荷電圧と負荷電流の位相差角とする．　　　　　　　　　　　　　　　　　　　（平成6年）
   (1) 相電圧＝線間電圧
   (2) 線電流＝相電流
   (3) 相電流＝$\dfrac{線間電圧}{負荷インピーダンス}$
   (4) $\theta = \tan^{-1}\dfrac{X}{R}$
   (5) 線間電圧と線電流との位相差角＝＝$\dfrac{\pi}{6}+\theta$

3. 相等しい3個の抵抗を星形に結線し，これを線間電圧200Vの3相交流電源に接続したとき，10Aの線電流が流れた．1個の抵抗値は何Ωか．
   　　　　　　　　　　　　　　　　　　　　　　　　　　　　　　　（平成12年）

演習問題 5.2 　解答

1. （答　5）
   Y－Y結線では，線電流＝相電流である．
   負荷に流れる電流は相電流である．

2. （答　2）
   △結線では，線電流は相電流の $\sqrt{3}$ 倍になる．(5) の線間電圧と線電流との位相差を検討してみる．△結線では，「線電流は，相電流の $\sqrt{3}$ で位相は30°遅れ

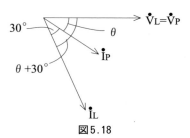

図 5.18

5.2　3相交流の結線法

る」また,「線間電圧と相電圧は等しい」相電流は, 相電圧(＝線間電圧)より θ 遅れる. したがって, 線間電圧と線電流は, I_P は V_P より θ 遅れるので, $\theta+30°$ となる(図5.18).

3． 線間電圧 V_L が 200 [V] だから, 負荷の 1 相にかかる相電圧 V_P は,

$$V_P = \frac{V_L}{\sqrt{3}} = \frac{200}{\sqrt{3}} \text{ [V]}$$

になる. 図5.19のように, 星形結線(＝Y結線)なので,

線電流 I_L ＝相電流 I_P

$$I_L = I_P = \frac{V_P}{R}$$

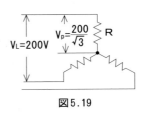

図5.19

$$R = \frac{V_P}{I_L} = \frac{200/\sqrt{3}}{10} = \frac{20}{\sqrt{3}} = 11.5 \text{ [Ω]} \text{ になる.}$$

5.3 3相電力

5.3.1 3相電力（有効電力）
■要　項■

$P = (1\text{相の電力}) \times 3 = 3V_P I_P \cos\phi \ [\text{W}] = 3I_P^2 R \ [\text{W}] = \sqrt{3} V_L I_L \cos\phi \ [\text{W}]$

ただし，$\cos\phi$ は，1相の力率．

3相皮相電力　$S = \sqrt{3} V_L I_L \ [\text{VA}]$

3相有効電力　$P = \sqrt{3} V_L I_L \cos\phi \ [\text{W}]$

3相無効電力　$Q = \sqrt{3} V_L I_L \sin\phi \ [\text{Var}]$

$S = \sqrt{P^2 + Q^2}$

【例題 5.3】

1．平衡3相負荷に 200V の対称3相電圧を加えたとき，全電力は 2.4kW，全無効電力は 3.2kVar であった．3相皮相電力は何kVA か．（平成12年）

【解】

3相皮相電力 S，3相電力 P，3相無効電力 Q とすると，

$S = \sqrt{P^2 + Q^2} = \sqrt{2.4^2 + 3.2^2} = 4 \ [\text{kVA}]$

になる．

2．図5.20 の3相負荷に線間電圧 100 [V] の対象3相電圧を加えた．この負荷で消費される電力は何 [W] か．

（平成9年）

(1) 400　(2) 600　(3) 900
(4) 1000　(5) 1200

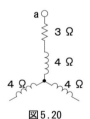

図5.20

5.3 3相電力

【解】(答 5)

相電圧 $E = \dfrac{V_L}{\sqrt{3}} = \dfrac{100}{\sqrt{3}}$ [V]

1相のインピーダンス $Z = \sqrt{3^2 + 4^2} = 5$ [Ω]

相電流 $I = \dfrac{E}{Z} = \dfrac{100/\sqrt{3}}{5} = \dfrac{20}{\sqrt{3}}$ [A]

3相電力 $P = 3 \times I^2 \times R = 3 \times \dfrac{20^2}{3} \times 3 = 1200$ [W] になる．(1相の電力の3倍)

3．対称3相交流回路で線間電圧200 [V]，線電流5 [A]，負荷の力率0.5のとき，3相電力は何 [W] になるか．　　　　　　　　　　(平成7年)

(1) 500　　(2) 707　　(3) 750　　(4) 866　　(5) 1500

【解】(答 4)

3相電力 $P = \sqrt{3}\, V_L I_L \cos\phi = \sqrt{3} \times 200 \times 5 \times 0.5 = 866$ [W]

● 演習問題5.3

1．1相が4 [Ω] の抵抗と3 [Ω] の誘導リアクタンスを直列接続したY負荷回路に線間電圧200 [V] の対称3相電圧を加えた．線電流 I_L と消費電力Pを求めなさい．

2．3相負荷に線間電圧200 [V] を加えたら線電流10 [A] が流れ，消費電力は3 [kW] であった．皮相電力S，負荷の力率，無効電力Qを求めなさい．

3．図5.21の回路で，線電流 I_L と3相消費電力Pを求めなさい．

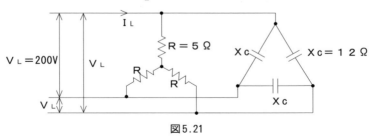

図5.21

演習問題 5.3 解答

1. 1相のインピーダンス Z の大きさは，$Z=\sqrt{R^2+X_L^2}=\sqrt{4^2+3^2}=5\ [\Omega]$．

   負荷は Y 結線だから，1相にかかる電圧 $V_P=\dfrac{200}{\sqrt{3}}\ [V]$ になる．

   $$\therefore\ I_P=I_L=\dfrac{200/\sqrt{3}}{5}=\dfrac{40}{\sqrt{3}}=23.1\ [A]$$

   $P=3\times I_P^2\times R=3\times 23.1^2\times 4=6400\ [W]$ になる．

2. 皮相電力 $S=\sqrt{3}\ V_L I_L=\sqrt{3}\times 200\times 10=3464\ [VA]$

   $P=S\cos\phi$ より $\cos\phi=\dfrac{P}{S}=\dfrac{3000}{3464}=0.866$（$=86.6\%$）

   $S=\sqrt{P^2+Q^2}$ より，$Q=\sqrt{S^2-P^2}=\sqrt{3464^2-3000^2}=1732\ [Var]$

3. 容量負荷の△を Y に変換すると，$\dot{Z}_Y=\dfrac{\dot{Z}_D}{3}=\dfrac{-j12}{3}=-j4\ [\Omega]$ になる．中性点を短絡して1相のみ取り出すと図 5.22 のようになる．

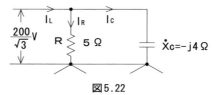

図 5.22

$I_R=\dfrac{200/\sqrt{3}}{5}=\dfrac{40}{\sqrt{3}}\ [A]$　電圧と同相

$I_C=\dfrac{200/\sqrt{3}}{4}=\dfrac{50}{\sqrt{3}}\ [A]$　電圧より $\dfrac{\pi}{2}$ 進み

$$\therefore\ I_L=\sqrt{I_R^2+I_C^2}=\sqrt{(40/\sqrt{3})^2+(50/\sqrt{3})^2}=37.0\ [A]\ \text{になる．}$$

3相電力 P は

$$P=3\times I_R^2 R=3\times\left(\dfrac{40}{\sqrt{3}}\right)^2\times 5=8000\ [W]\ \text{になる．}$$

第 6 章

半導体とデバイス

第6章 半導体とデバイス

6.1 半導体

6.1.1 半導体とデバイス

■要　項■

半導体の性質

半導体の抵抗率――半導体の抵抗率は約 10^{-4}〜10^6 [Ωm] 程度．

温度係数――――負の温度係数（温度が上昇すると抵抗値は減少する）

1．真性半導体（i形半導体）

　　価電子のもつエネルギーレベルは価電子帯に入っているが，禁止帯のエネルギーギャップ以上の熱エネルギーを価電子が獲得すると，価電子帯から許容帯（伝導帯）に電子があがり電気伝導が生ずる．

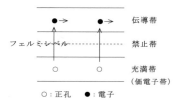

図6.1　i形半導体

- 4価の元素（Si（シリコン），Ge（ゲルマニュウム）など）共有結合をしている．
- 純度 99.9999999999 [%]（トエルブナイン）である．
- 電子と正孔の数はほぼ同じである．

2．不純物半導体

　a．p形半導体

　　　アクセプタレベルは価電子帯のすぐ上にあり，価電子帯の電子は室温からエネルギーを得てアクセプタレベルに容易に上がることができ，アクセプタレベルはほとんど電子で占

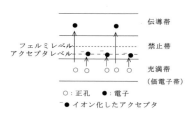

図6.2　p形半導体

められていて，価電子帯からアクセプタレベルまでのエネルギー差は小さいので価電子帯からどんどん電子がアクセプタレベルに上がり，価電子帯に正孔をたくさんつくり電気伝導が生ずる．
- 真性半導体に3価の元素（不純物（accePtor）（ B, Ga, In ））をごく微量混入する．
- 多数キャリアは正孔，少数キャリアは電子である．

b．n形半導体

　ドナーレベルは伝導帯のすぐ下にあり，価電子が占めている価電子帯よりもずっと伝導帯に近いので，比較的小さな熱エネルギーでも容易に伝導帯に上がって電気伝導に寄与する．このとき価電子帯の電子も室温から熱エネル

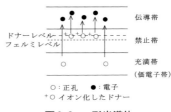

図6.3　n形半導体

ギーを得て，一部は伝導帯に上がり，価電子帯には正孔を作っているが，n形半導体ではキャリアは電子と正孔の2種類となるが，電子の方が正孔よりドナーから与えられた数だけ多いので電子が主にキャリアとなる．
- 真性半導体に5価の元素（不純物（doNor）（As, P, Sb ））をごく微量混入する．
- 多数キャリアは電子，少数キャリアは正孔である．

3．光電効果

a．光起電効果

　pn接合部に光を照射すると，光のエネルギーにより，電子と正孔の対が発生するこれが内部電界または拡散により，正孔はp形半導体に，電子はn形半導体に，と分離され，起電力が生ずる．

　用途：光電池，太陽電池

b．光導電効果

　光起電効果で，キャリアが増加するため，導電率も光によって変化する．

用途：光導電セル（cds）
　c．光電子放出効果

　　固体に光が当たると，固体表面の電子が光子を吸収して，エネルギーを得るので固体の外へ放出される．
　　用途：光電管，光電子増倍管

4．熱電効果
　a．ゼーベック効果

　　熱電対の効果で，2種類の（半）導体を組み合わせて接合し，接合部の温度差により熱起電力が生ずる現象．
　　用途：熱電対と可動コイル形電流計の組み合わせで作る高周波電流計
　　　　　がある．
　b．ペルチェ効果

　　熱電対の効果で，2種類の（半）導体を組み合わせて接合し，電流を流すと接合部で発熱（熱の発生）と冷却（熱の吸収）が生ずる現象．
　　用途：電子冷却

5．ホール効果

　　断面の広い導体中に電流を通し，これと直角に磁界をあてると電流と磁界に直角な面（方向）に電位差を生ずる現象．
　　用途：磁場測定器，磁束計

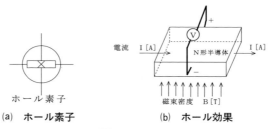

(a) ホール素子　　(b) ホール効果

図6.4

6.1 半導体

6．圧電効果（ピエゾ効果）

　水晶，ロッシェル塩などの誘電体の結晶に圧力を加えて機械的なひずみを与えると，その表面に電位差が現れる．逆に，これらの結晶を電界中に置くと，結晶に機械的なひずみを生じる．このような現象を圧電効果という．
　用途：水晶振動子，圧力センサ

6.1.2　ダイオード
■要　　項■
1．pn 接合

　p 形半導体と n 形半導体を図 6.5 のように接合すると，接合部で p 領域では多数キャリアである正孔が多数を占め，一方，n 領域では電子が多数を占める．したがって，pn 接合の両側では正孔と電子の濃度が異なりキャリアはそれぞれ濃度の低い方へと拡散する．p 領域から n 形領域へ正孔が移動し，そのあとには負に帯電したアクセプタが残り，同様にして n 形領域の電子は p 形領域へ移動し，そのあとには正に帯電したドナーが残る．このようにして拡散電荷による電位差が生ずる．この電位差をつくるポテンシャルエネルギーを電位障壁という．

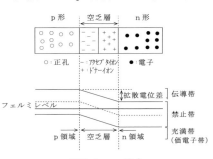

図 6.5　pn 接合

2．空乏層

　p 領域の正孔が n 領域へ，n 領域の電子が p 領域へそれぞれ拡散で入りこみ，両領域のフェルミレベルが一致するまで続き，熱平衡状態になる．このとき，両領域にそれぞれ入りこんだ正孔や電子は再結合して消滅し，接合部はキャリアはなく，イオン化したアクセプタイオンやドナーイオンのみが存在する．

3．pn 接合ダイオード
　a．順方向（電流が流れやすい方向）
　　p 形（(A) アノード）に＋(正)，n 形（(K) カソード）に－(負)の電圧（順方向電圧）を加えると電流は流れる．
　b．逆方向（電流が流れにくい方向）
　　p 形に－，n 形に＋の電圧を加えると電流はほとんど流れない．（少数キャリアの移動のみ流れる）

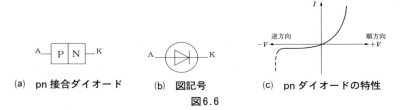

(a) pn 接合ダイオード　　(b) 図記号　　(c) pn ダイオードの特性

図 6.6

4．点接触ダイオード
　Ge や Si のペレット（n 形半導体の薄い四角な板）の上に，タングステンやモリブデンなどの先端のとがった線（直径 0.05～0.1 mm）を，一定の圧力が加わるようにすると整流作用をもち，金属から半導体の方向に電圧をかけると電流がよく流れる．接合容量が小さいので 100 MHz 程度までの高周波の検波，整流に利用される．また，p 形半導体をペレットとすると電流の流れは逆となる．

5．可変容量ダイオード（バリキャップ，バラクタ）
　pn 接合の空乏層が正負の電荷によって，一種のコンデンサのような状態，これを接合容量という，逆方向電圧によって接合容量が変化する素子．
　用途：ラジオ，テレビジョンの自動選局

図 6.7
可変容量ダイオード

6. 定電圧ダイオード（ツェナーダイオード）

シリコンダイオードにみられる逆方向で非常に急激な降伏現象（電子なだれ）を利用したもので，降伏現象をおこしている範囲では，電流が大きく変化しても電圧が一定値に保たれる特性（降伏特性）を利用した素子．

用途：定電圧素子（定電圧電源の基準部に使用）

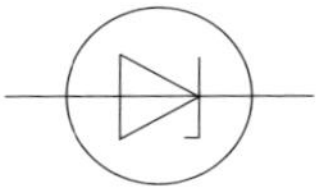

図6.8
定電圧ダイオード

7. 発光ダイオード（LED）

ガリウム－砒素（GaAs），ガリウム－りん（GaP）などを材料とする，pn接合ダイオードに順方向電流を流すと，接合部付近で発光する．

用途：小形表示器，光センサの光源

図6.9
発光ダイオード

8. ホトダイオード，ホトトランジスタ

pn接合の半導体に光を当てると，p側に正，n側に負の電圧が発生するこの現象を，pn接合の光電効果という．この現象を利用したダイオードで，ホトダイオードに逆方向電圧を加え，pn接合部に光を当てると光量（照度）とホトダイオードの光電流は比例する．フォトダイオードの材料にはSiやGaAsおよびGaAsPなどが用いられ，材料によって高感度となる波長域が異なる．

用途：赤外線，可視光線，紫外線などの光検出素子，
　　　情報処理機器の読み取り装置

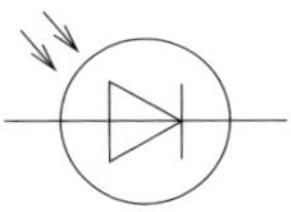

図6.10
ホトダイオード

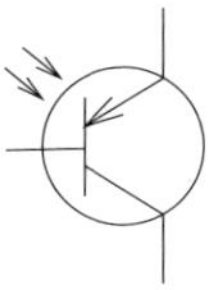

図6.11
ホトトランジスタ

9. エサキダイオード（トンネルダイオード）

江崎玲於奈博士らの発明で，トンネルダイオードとも呼ばれ接合形のダイオード，半導体材料の比抵抗を下げていくと逆方向の耐圧が低くなり，

極端に比抵抗が低い（不純物濃度が大きい）金属に近いくらいの材料を使うと、ダイオードの順方向特性に負性抵抗特性（トンネル効果）をしめす領域がある．

図6.12
エサキダイオード

用途：高周波の発振，記憶素子

6.1.3　トランジスタ

■要　　項■

1．トランジスタ

　　pnp形，npn形からなる素子（電流制御素子）

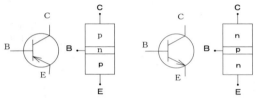

(a)　pnp形トランジスタ　　(b)　npn形トランジスタ

図6.13

＊E（エミッタ）の矢印は電流の流れる向きを表す．またはN形半導体を指している．

〔注〕電極名
　　　B：ベース
　　　E：エミッタ
　　　C：コレクタ

2．半導体素子の形名

　　半導体素子の形名はJIS C 7012「半導体素子の形名」，EIAJ（電子機械工業会標準規格）によって決められている．形名で極性や用途が大体わかる．

6.1 半導体

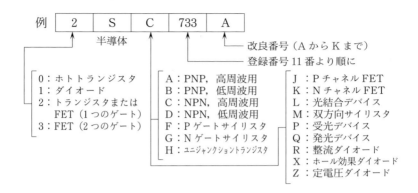

3. 電界効果トランジスタ（FET（<u>F</u>ield <u>E</u>ffect <u>T</u>ransistor））

〔特徴〕

① 入力インピーダンスが高い，抵抗率は $\begin{cases} 接合形（10^8 \sim 10^{10}）[\Omega \cdot m] \\ MOS形（10^{10} \sim 10^{12}）[\Omega \cdot m] \end{cases}$

② 雑音が少ない（キャリアが電子か正孔どちらか1つ）

③ 集積回路に適している（MOS 形）

④ 静電気で破壊されやすい（MOS 形）

⑤ 高周波特性が良い（高周波増幅器）（MOS 形）

a．接合形 FET（J-FET（Junction FET））

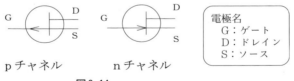

図6.14

　入力インピーダンスが高いため，ゲート電流が流れず，ゲート電圧でドレイン電流を制御する電圧制御素子である．

b．MOS 形 FET（<u>M</u>etal <u>O</u>xide <u>S</u>emiconductor FET（金属酸化膜半導体 FET））

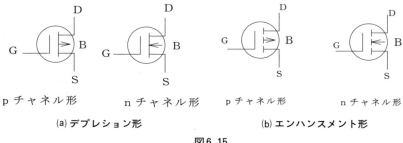

図6.15

6.1.4 サイリスタ

■要　項■

1. サイリスタ（逆阻止3端子サイリスタ，SCR（<u>S</u>ilicon <u>C</u>ontrolled <u>R</u>ectifier））
PNPN接合またはNPNP接合の4層構造からなり，A（アノード），K（カソード），G（ゲート）の端子を持ち，G－K間に流す電流で，A－K間を流れる電流を制御できる素子．

A－K間が導通（ON）するとゲート電流を0にしても遮断（OFF）にならずに流れる．遮断するにはアノード（A）とカソード（K）間の電圧を0［V］か，負の電圧を加えると遮断する．

用途：整流素子（大電流用），スイッチング素子（無接点スイッチ），過電圧，過電流の保護回路

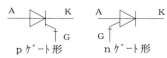

図6.16　サイリスタ

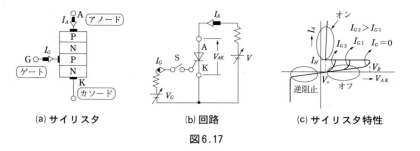

図6.17

2. トライアック（TRIAC，(TRIode AC switch）：3端子交流スイッチ）の略．
NPNPN接合の5層構造からなり，T_1（ゲート側），T_2，G（ゲート）の端子を持ち正（＋），負（－）のゲート電流で両方向を制御できる交流スイッチ素子．
　　用途：調光装置，交流機器の制御

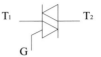

図6.18　トライアック

6.1.5　その他の半導体

■要　項■

1. サーミスタ

温度の変化を電気信号に変換する素子で，抵抗値が非常に大きい負の温度係数をもつ．
　　用途：温度計，電子回路の温度補償，温度の制御（電気毛布）

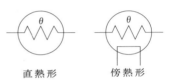

図6.19　サーミスタ

2. バリスタ（双方性ダイオード，ダイアック）

加える電圧により抵抗値が変化する素子．
　　用途：過電圧防止用（電話機のクリック防止，継電器（リレー）の火花防止），避雷器

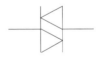

図6.20　バリスタ

3. 光導電セル（硫化カドミウム（CdS））

光の信号を電気信号に変換する素子，光の強さに比例して，抵抗値が変化（減少）する．
　　用途：街灯の自動点滅装置，TVの自動輝度調整回路，写真機の自動露出装置．

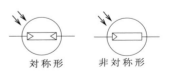

図6.21　光導電セル

4．太陽電池（光電池）

太陽の放射（光）エネルギーを電気エネルギーに変換する素子．

用途：人工衛生の電源，無人灯台の電源，電卓や時計の電源

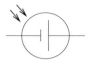

図6.22　太陽電池

5．集積回路（Integrated Circuit（IC））

多くの回路素子（トランジスタ，ダイオード，抵抗，コンデンサ等）を半導体の表面や内部に一体的につくり，回路としての働きをする超小型の電子回路のこと．

〔ICの特徴〕

○長所 ─── ①製造コストが安価で信頼性が高い．
　　　　　└─ ②小形で消費電力が少なく振動に強く故障が少ない．

○短所 ─── ①出力（電流，電圧）が制限される．
　　　　　└─ ②インダクタンスが作れない．

6．集積度による分類

組み込まれているトランジスタ・ダイオードなどの素子数（集積度）で分ける．

　　SSI　（small scale integration）　　　　　　約 10^2 素子以下
　　MSI　（medium scale integration）　　　　約 $10^2 \sim 10^3$ 素子
　　LSI　（large scale integrated circuit 大規模集積回路）
　　　　　　　　　　　　　　　　　　　　　　　約 $10^3 \sim 10^5$ 素子
　　VLSI （very large scale integrated circuit 超大規模集積回路）
　　　　　　　　　　　　　　　　　　　　　　　約 $10^5 \sim 10^7$ 素子
　　ULSI （ultra large scale integrated circuit 極超大規模集積回路）
　　　　　　　　　　　　　　　　　　　　　　　約 10^7 素子以上

6.1 半導体

【例題 6.1】

1. 半導体について誤っているのはどれか.
   1. 純度の高い材料は，微量の不純物により導電率が大きく変わる.
   2. 温度が上昇すると抵抗が高くなる.
   3. 抵抗率は，およそ $10^{-4} \sim 10^6$ [Ωm] ぐらいである.
   4. 真性半導体とは，電子と正孔が同数存在する半導体のことである.
   5. N 形半導体の多数キャリアは，電子である.

【解】（答 2）

導電率は抵抗率の逆数で，単位は [S/m] を用いる.
半導体は上昇すると抵抗が低くなる. 負性抵抗をもつ.

2. 半導体について正しいのはどれか.
   1. Si に As を加えた半導体は真性半導体である.
   2. n 形半導体の不純物はアクセプタである.
   3. p 形半導体の多数キャリアは電子である.
   4. pn 接合の空乏層には自由なキャリアが存在する.
   5. 金属と半導体とのショットキー障壁接触は整流作用を示す.

【解】（答 5）

金属と半導体の接触面で整流作用が起こる接触をショットキー障壁という. n 形半導体（ペレット）に金属（先端のとがった線）を接触させ，金属に正，ペレットに負の電圧をかけると電流が流れ，逆は流れない.（整流作用をもつ）

p 形半導体（ペレット）では電流の流れは逆となる.

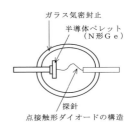

図 6.23 点接触ダイオード

3. 半導体の性質で誤っているのはどれか.
   a. 半導体結晶の表面に金属を接触させるとその接触点で整流作用が生じることがある.
   b. 金属と半導体の接合で金属から半導体の方向に電圧をかけると電流が

よく流れる．
  c．pn 接合では，n 形から p 形の方向に電圧をかけると電流はよく流れる．
  d．金属より電気抵抗が小さい．
  e．抵抗率は不純物の量によって変化する．
    1．a, b　　　2．a, e　　　3．b, c　　　4．c, d　　　5．d, e

【解】　（答　4）

　p 形に＋，n 形に－の電圧（逆方向電圧）を加えると順方向電流が流れ，逆はほとんど流れない．（少数キャリアの移動のみ）

　電気抵抗は金属（導体）と絶縁体との間の抵抗値である．

4．p 形半導体について正しいのはどれか．
  a．Si や Ge に 5 価の元素をごく微量，不純物として加えて作る．
  b．意識的に加えられた不純物はアクセプタとして働く．
  c．電気伝導は主として正孔によって行われる．
  d．金属と接触させても整流作用は示さない．
    1．a, c, d のみ　　　2．a, b のみ　　　3．b, c のみ
    4．d のみ　　　　　5．a～d のすべて

【解】　（答　3）

　p 形半導体は 4 価の Si や Ge に 3 価の B や Ga の不純物（アクセプタ）をごく微量加える．

　p 形半導体（ペレット）に金属（先端のとがった線）を接触させ，ペレットの正，金属に負の電圧をかけると電流が流れ，逆は流れない．（整流作用をもつ）

　n 形半導体（ペレット）では電流の流れは逆となる．

5．半導体で誤っているのはどれか．
  1．最も外側の価電子の存在する準位は充満帯である．
  2．伝導帯と充満帯との中間の準位は禁止帯である．
  3．充満帯や伝導帯は許容帯である．

4．不純物準位をフェルミ準位ともいう．
5．アクセプタ準位は伝導帯と価電子帯との間にある．

【解】（答　4）

真性半導体のフェルミ順位（フェルミレベル）は伝導帯と価電子帯の中央にあり，電子の平均レベルを表す．図6.2，図6.3のようにp形半導体のフェルミ順位は中央より下方となり，n形半導体のフェルミ順位は中央より上方となる．ともに，不純物の混入量で変化する．また，それぞれの不純物順位をアクセプタ順位，ドナー順位という．

6．関係のない組み合わせはどれか．

1．圧電効果　──────── 水晶
2．ゼーベック効果 ──────── 熱電対
3．表皮効果　──────── 直流
4．接触電位差　──────── 亜鉛と銅の接触
5．ペルチェ効果 ──────── 熱

【解】（答　3）

表皮効果は，導体中を電流が流れるとき，その断面の電子が周波数が高く（100KHz以上）なるにつれて周辺に集まり（電流密度が大きい），導体中心の電子密度が小さくなる現象である．したがって，直流では起こらない．

7．電流が流れている導体に，電流と直角に磁界を加えたとき，どちらにも直角な向きに起電力が生じる現象はどれか．

1．ピエゾ効果
2．ゼーベック効果
3．ペルチェ効果
4．ピンチ効果
5．ホール効果

【解】（答　5）

図6.24のように電流，磁界，起電力の関係を示す効果はホール効果である．

143

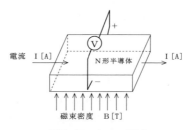

図6.24　ホール素子

8. ダイオードについて正しいのはどれか.
   a. 電圧が加えられていない熱平衡状態のpn接合でも，接合を通じて電流が流れることがある．
   b. ツェナー現象を利用したものを定電圧ダイオードという．
   c. トンネル効果を利用したものをエサキダイオードという．
   d. バラクタダイオードは電圧に応じて容量値が変化する可変容量ダイオードのことである．
   e. ゲルマニウム整流素子はシリコン整流素子より大電力に適する．
   1. a, b, c　　2. a, b, e　　3. a, d, e
   4. b, c, d　　5. c, d, e

【解】　（答　4）

熱平衡状態では電流は流れない．

大電力整流用はシリコン整流素子が使われる．（ゲルマニウムに比べてシリコンは，溶解温度が高いので電流密度が高くとれる．）

エサキダイオードは順方向特性で図6.25のように負性抵抗特性を示す．

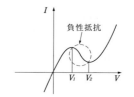

図6.25　エサキダイオード

9. 整流作用をもたないのはどれか．
   a. トランジスタ　　b. 発光ダイオード　　c. キセノン放電管
   d. サーミスタ　　e. 熱陰極真空管

6.1 半導体

  1．a, b 2．a, e 3．b, c 4．c, d 5．d, e

【解】（答 4）

 pn 接合をもつ半導体は整流作用をもつ．

 キセノン放電管は照明用の電球で整流作用はもたない．

 サーミスタは単一の半導体で大きな負の温度係数を持った温度センサーで，整流作用はもたない．

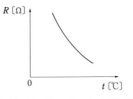

図6.26　サーミスタの温度特性

10．電気素子の記号と名称との組み合わせで誤っているのはどれか．

 1．　　　　　　　ダイオード

 2．　　　　　　　ツェナーダイオード

 3．　　　　　　　NPN トランジスタ

 4．　　　　　　　サイリスタ

 5．　　　　　　　電界効果トランジスタ

【解】（答 3）

 ツェナーダイオードは 旧 JIS 表示であるが，正しい．現 JIS 表示は ⊕ になる（図6.8参照）．

 3．の図記号は pnp 形トランジスタの図記号である．

11．次の半導体素子の説明で，正しいのはどれか．

 a．ツェナーダイオードは，順方向で，電圧を変化させても電流が変化しない．

 b．サーミスタは光によって電気抵抗が大きく変化する素子である．

 c．フォトダイオードは光学式カード読み取り装置の受光素子に用いられる．

d．バリスタは加える電圧によって電気抵抗が変化する素子である．
　　e．LED は発光ダイオードとも呼ばれ，順方向に電流を流すと pn 接合面から光を発する．
　　　1．a，b，c　　　2．a，b，e　　　3．a，d，e
　　　4．b，c，d　　　5．c，d，e

【解】　（答　5）

　ツェナーダイオードは順方向で，電流を変化させても電圧が変化しない素子．

　サーミスタは温度によって電気抵抗が大きく変化する素子．

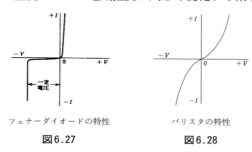

　　　ツェナーダイオードの特性　　　バリスタの特性
　　　　　図6.27　　　　　　　　　図6.28

12．図 6.29 のトランジスタの図記号で，正しいのはどれか．
　　a．npn 形トランジスタである．
　　b．矢印の電極はコレクタである．
　　c．ベースは n 形半導体である．
　　d．このトランジスタのキャリアは主に正孔（ホール）である．
　　e．このトランジスタは電圧制御形素子である．
　　　1．a，b　　2．a，e　　3．b，c　　4．c，d　　5．d，e

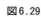
図6.29

【解】　（答　4）

　図 6.29 のトランジスタは PNP 型で多数キャリアは正孔で，矢印の付いた電極はエミッタで電流の流れる方向を示す．また，真ん中の電極（ベース）は N 形半導体で電圧制御形素子は FET で，トランジスタは電流制御形素子（ベース電流でコレクタ電流を制御する）である．

146

6.1 半導体

13. FETについて誤っているのはどれか.
    a．MOS形では入力抵抗が高い.
    b．C-MOS回路では消費電力を小さくできる.
    c．MOS形にはエンハンスメント形とデプレッション形とがある.
    d．ゲート, アノード及びカソードの電極をもつ.
    e．正孔と電子との2種類のキャリアによって動作する.
       1. a, b   2. a, e   3. b, c   4. c, d   5. d, e

【解】（答 5）
    FETは電界効果トランジスタで, ソース, ゲート, ドレンの3つの電極をもつ.
    pnp形, npn形トランジスタのキャリアは電子と正孔（ホール）でバイポーラトランジスタという. FETはNチャネルでは電子, pチャネルでは正孔のみがキャリアなのでユニポーラトランジスタという.

14. トランジスタについて誤っているのはどれか.
    1．FETにはNチャネル形とpチャネル形とがある.
    2．FETはソース, ゲート, ドレンの端子をもつ.
    3．MOS形FETは金属(Metal), 酸化物(Oxide), 半導体(Semiconductor)の3層構造をもつ.
    4．pnp形のエミッタはp形半導体である.
    5．ベース接地電流増幅率は1より大きい.

【解】（答 5）
    ベース接地回路の電流増幅率は $h_{FB} = \dfrac{I_C}{I_E}$ で, $I_E = I_C + I_B$ なので $h_{FB} \fallingdotseq 1$ となる.

15. トランジスタで誤っているのはどれか.
    1．npn形のコレクタはn形半導体である.
    2．ベース接地電流増幅率は1より大きい.
    3．FETのキャリアは電子または正孔のどちらかである.

4．FETはソース，ゲート及びドレンの端子をもつ．

5．MOS FETにはエンハンスメント形とデプレッション形とがある．

【解】　（答　2）

ベース接地の電流増幅率は $h_{FB} = \dfrac{I_C}{I_E} ≒ 1$ で実際は1より小さい．

16．図6.30の半導体図記号で，正しいのはどれか．

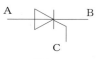

図6.30

a．pゲート形3端子逆阻止サイリスタである．

b．Cの電極はゲートと呼ばれ，正の電流で制御する素子である．

c．A－B間を流れる電流は，Cの電流を0にすれば，流れなくなる．

d．トランジスタではできない大電圧を制御できる．

e．Aはアノード，Bはカソードと呼ばれ，BからAの方向へ電流が流れる．

1．a, b　　2．a, e　　3．b, c　　4．c, d　　5．d, e

【解】　（答　1）

図記号はpゲート形サイリスタ（逆阻止3端子サイリスタ）である．

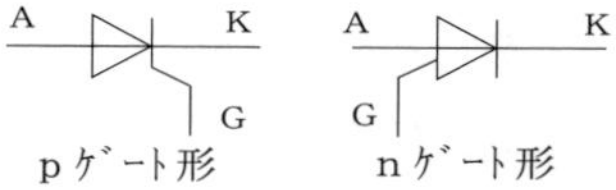

ゲート（C）の電流を0にしても流れる．

遮断するにはアノード（A）－カソード（B）間の電圧を0［V］（短絡）か，負の電圧を加える．

サイリスタは大電流を制御できるが，大電圧はできない．

サイリスタはアノード（A）からカソード（B）へ電流が流れ，逆は流れない．

図6.31

17．SCRについて誤っているのはどれか．

1．増幅作用がある．

2．アノード，カソード及びゲートの端子をもつ．

3．サイリスタの一種である．

4．スイッチング回路に使える．

5．pn接合を3個もつ．

6.1 半導体

【解】　（答　1）

SCR とはシリコン制御整流素子（Silicon Controlled Rectifier）のこと．

SCR は無接点スイッチ作用を持ち，電流をゲート電流で制御するが，増幅作用はもたない．

GE 社では SCR，RCA 社ではサイラトロン（熱陰極グリッド制御放電管）と特性が似ていることと，2 個のトランジスタの複合構造（pnpn 4 層）である点と，サイラトロンとトランジスタの 2 語を合成しサイリスタ（Thyiristor）と名付けた．

18. 次の組み合わせで誤っているのはどれか．

1．サーミスタ ──────── 電子回路の温度補償
2．バリスタ ──────── 過電圧の防止
3．光導電セル ──────── 電卓の文字表示装置
4．太陽電池 ──────── 無人灯台などの電源
5．ツェナーダイオード ──────── 定電圧回路

【解】　（答　3）

光導電セル（CdS）は明るさ（照度）で抵抗値が大きく変化する半導体で，電卓の文字表示装置は以前は発光ダイオード（LED）（7 セグメント LED）から，現在は液晶表示装置（LCD）が多く用いられている．

19. 半導体の名称と特性図である，誤っているのはどれか．

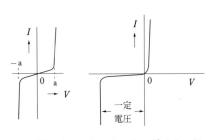
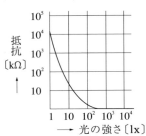

a．バリスタ　　b．ツェナーダイオード　　c．サーミスタ

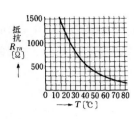
d．光導電セル

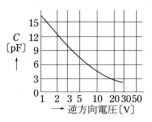
e．バリキャップダイオード

    1．a，b   2．a，e   3．b，c   4．c，d   5．d，e

【解】（答　4）

　サーミスタは温度で抵抗値が変化する素子．半導体全般は負の温度係数をもつが，サーミスタはその変化が大きい．

　光導電セル（CdS）は明るさ（光の強さ）で抵抗値が大きく（暗いと大きく，明るいと小さい）変化する素子．

　c.が光導電セル，d.がサーミスタの特性図である．

● 演習問題 6.1

1. 半導体について，正しいのはどれか．
   a．金属より電気抵抗が小さい．
   b．温度が上昇すると抵抗値が高くなる．
   c．抵抗率はおよそ $10^{-4} \sim 10^6$ [Ωm] である．
   d．n形半導体の多数キャリアは電子である．
   e．純度の高い材料は，微量の不純物により導電率が大きく変わる．
     1．a，b，c   2．a，b，e   3．a，d，e
     4．b，c，d   5．c，d，e
2. 半導体について，正しいのはどれか．
   a．真性半導体とは，電子と正孔が同数存在する半導体のことである．
   b．温度が上昇すると抵抗値が高くなる．
   c．金属より電気抵抗が小さい．

d. p形半導体の多数キャリアは正孔（ホール）である．
e. pn接合ではp形からn形の方向に電圧をかけると電流はよく流れる．
  1. a, b, c   2. a, b, e   3. a, d, e
  4. b, c, d   5. c, d, e

3. 誤っている組み合わせはどれか．
  1. 整流管 ──────── トンネル効果
  2. 熱電対 ──────── ゼーベック効果
  3. 超伝導 ──────── マイスナー効果
  4. 磁場測定器 ────── ホール効果
  5. 光電子増倍管 ───── 光電効果

4. 関係の少ない組み合わせはどれか．
  1. エサキダイオード ─── トンネル効果
  2. 熱電対 ──────── ゼーベック効果
  3. サーミスタ ────── マイスナー効果
  4. 磁場測定器 ────── ホール効果
  5. 光電子増倍管 ───── 光電効果

5. 半導体について誤っているのはどれか．
  1. 真性半導体の不純物濃度はゼロである．
  2. 不純物がヒ素ならばn形半導体になる．
  3. 空乏層には自由なキャリアが存在する．
  4. 抵抗率は不純物の量によって変化する．
  5. 温度が上昇すると抵抗が小さくなる．

6. 正しい組み合わせはどれか．
  a. 圧電効果 ─────── ホール素子
  b. 整流作用 ─────── LED
  c. トンネル効果 ───── エサキダイオード
  d. 光起電効果 ────── 光電管
  e. ゼーベック効果 ──── サーミスタ
    1. a, b   2. a, e   3. b, c   4. c, d   5. d, e

7. pn 接合ダイオードについて正しいのはどれか．
   1．接合部に光を当てたときのみ整流作用を行うものを発光ダイオードという．
   2．整流作用とは双方向に電流がよく流れるようにすることである．
   3．逆方向で電流が一定になることを利用したものをツェナーダイオードという．
   4．逆方向バイパスは p 形に－，n 形に＋の極性の電圧を加えることである．
   5．交流を直流に変換したり直流を交流に変換したりする．
8. 誤っているのはどれか．
   a．ダイオードは整流作用をもつ．
   b．ホトダイオードは逆方向の電圧を加えて光を当てると発光する．
   c．pn 接合の空乏層は順方向の電圧を加えると増大する．
   d．半導体は温度が上がると抵抗が低下する．
   e．発光ダイオードは pn 接合に順方向の電流を流すと光を出す．
      1．a, b   2．a, e   3．b, c   4．c, d   5．d, e
9. 次の図記号の半導体で，逆方向特性を主に利用するのはどれか．

   　　　　a.　　　　　　b.　　　　　　c.　　　　　　d.　　　　　　e.

   1．a, b, c   2．a, b, e   3．a, d, e
   4．b, c, d   5．c, d, e
10. トランジスタについて正しいのはどれか．
    a．電界効果トランジスタの電極の 1 つであるゲートは三極管のグリッドに相当する．
    b．MOS 形とは金属－酸化物－半導体の三層構造をいう．
    c．npn 形トランジスタは温度による変化がない．
    d．pnp 形トランジスタは電流制御形のトランジスタであり，エミッタ，

6.1 半導体

ゲート，コレクタの電極がある．
e．MOS 形電界効果トランジスタは接合形のものより高い入力抵抗をもつ．

1．a, b　　2．a, e　　3．b, c　　4．c, d　　5．d, e

11．トランジスタの JIS 表示による"2SC733A"について誤っているのはどれか．

1．最初の 1 文字目"2"はトランジスタであることを表している．
2．2 文字目"S"は半導体であることを表している．
3．3 文字目"C"は低周波用 NPN 型であることを表している．
4．"733"は登録番号を表している．
5．最後の"A"は改良番号を表している．

12．図 6.32 の電界効果トランジスタ（FET）の図記号で正しいのはどれか．

a．p チャネル MOS-FET である．
b．A の電極はソースである．
c．キャリアは電子だけである．
d．電圧制御形素子である．
e．静電気で壊れやすい．

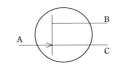

図 6.32

1．a, b　　2．a, e　　3．b, c
4．c, d　　5．d, e

13．図 6.33 の素子について正しいのはどれか．

a．pnpn の構造をもつ素子でシリコン制御整流素子である．
b．サイリスタである．
c．電極 C はゲート電極である．
d．電子管のサイラトロンと同じ機能をもつ．

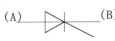

図 6.33

1．a, c, d のみ　　2．a, b のみ
3．b, c のみ　　　4．d のみ
5．a〜d のすべて

14. 図 6.34 に示すサイリスタについて誤っているのはどれか.
    1. シリコン整流器である.
    2. G に流れ込む電流で A から K への電流を制御する.
    3. トランジスタではできない大電流が扱える.
    4. pnpn 構造で K の引き出し位置で p ゲートと n ゲートが区別される.
    5. スイッチング回路に使える.

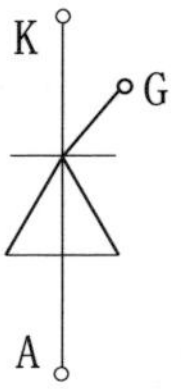

    図 6.34

15. 関連ない組み合わせはどれか.
    1. サイリスタ ──────── 保持電流
    2. FET ──────────── ドレイン電流
    3. トライアック ─────── ゲートトリガ電流
    4. サーミス ────────── ベース電流
    5. ツェナーダイオード ─── 電子なだれ

演習問題 6.1 解答

1. (答 5)
   半導体の電気抵抗は金属（導体）と絶縁体の間の抵抗値であり，温度係数は負である．

2. (答 3)
   半導体の温度係数は負である，また電気抵抗は金属（導体）より大きく，絶縁物より小さい．

3. (答 1)
   トンネル効果はエサキダイオードで，順方向特性で負性抵抗特性を示す．整流管（2 極管）では現れない．

4. (答 3)
   サーミスタは温度に対し負の温度係数をもつ素子．
   マイスナー効果とは超電導で起きる現象で，超電導体は抵抗が 0 と共に透磁率 $\mu=0$ となり完全な反磁性体となる現象．

5．（答　3）

空乏層にはイオン化されたドナーイオン，アクセプタイオンだけが存在し，キャリアは存在しない．

6．（答　3）

圧電効果（ピエゾ効果）とは結晶誘電体に圧縮や引っ張りなどの機械的応力を加えると表面に電荷が発生する効果で，強誘電体はすべて圧電効果を示す．

LED（発光ダイオード，Light Emmited Diode）はpn接合ダイオードなので，整流作用をもつ．

光起電効果とはpn接合部に光を照射すると起電力が生ずる効果で，光電管にはないが，光電管は光電子放出効果をもつ．

7．（答　4）

発光ダイオードは順方向電流を流すと，接合部より発光するダイオード．

整流作用とは一方向だけ電流が流れる作用で，pn接合のある半導体は整流作用をもつ．

ツェナーダイオード（定電圧ダイオード）は逆方向電圧（ツェナー電圧V_z）で端子電圧が一定電圧となる．

8．（答　3）

ホトダイオードは逆方向電圧を加えて，接合部に光を当てると，逆漏れ電流が増え電流が流れる．

pn接合の空乏層は逆方向電圧を加えると増大し，順方向電圧を加えると減少する．

9．（答　1）

a．pn接合ダイオードで一般には整流に用い逆方向で電流が流れない特性を利用．

b．可変容量ダイオードで逆方向で容量の変化を利用．

c．定電圧ダイオードで逆方向電圧がツェナー電圧で一定となる特性を利用．

d．エサキダイオードは順方向での負性抵抗特性を利用する．

e．発光ダイオードで順方向に電流を流すと発光する．
10．（答　2）
　　半導体全般に温度変化に対する特性は変化する．
　　トランジスタはベース電流でコレクタ電流を変化する電流制御形素子で，電極名はエミッタ，ベース，コレクタの3極をもつ．
11．（答　3）
　　3文字目"C"はnpn形高周波用トランジスタを表す．
12．（答　4）
　　図6.32のFETはnチャネル（接合形）J-FETで，aの電極名はG（ゲート）．
　　MOS形ではないので静電気では壊れない．

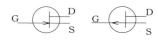

図6.35

13．（答　5）
　　サイラトロン（熱陰極制御格子放電管）で，3極または4極管に水銀蒸気やアルゴンを封入した放電管で，グリッドに加えた負電圧により放電を制御する．一度放電すると，陽極電圧を下げるか，陽極回路を開かなければ制御できない．特性がSCR（シリコン制御整流素子）に類似する．
14．（答　4）
　　pnpn構造で中のp形からゲートGを引き出すとpゲート形（正の電流で制御），n形から引き出すとnゲート形（負の電流で制御）である．

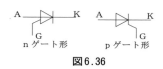

図6.36

　　A－Kに電流が流れる（点弧，ON）と，Gの電流を0にしても電流は流れる．A－Kの電流を0にするには，A－K間の電圧を逆電圧にするか，同電位（短絡）にするとA－K間の電流は0（OFF）になる．
15．（答　4）
　　サーミスタは温度変化に対し抵抗値が大きく変化する素子．
　　ベース電流はトランジスタのベース電極を流れる電流である．

第7章

電子回路

第7章 電子回路

7.1 電子回路

7.1.1 ダイオード回路

■要　　項■

整流回路：交流を直流に変換する回路

　電圧，電流の実効値：V, I　　最大値：V_m, I_m　　平均値：V_d, I_d
とすると

　　電流の瞬時値　$i = \sqrt{2}\, I \sin \omega t$ [A]

　　電圧の瞬時値　$v = \sqrt{2}\, V \sin \omega t$ [V]

1．単相半波整流回路の整流された波形の電圧，電流の値

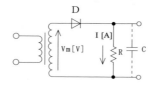 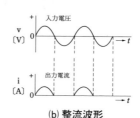

　　(a) 単相半波整流回路　　　　　(b) 整流波形

図7.1

$$V_m = 2V, \quad V_d = \frac{V_m}{\pi} = \frac{2V}{\pi} \ [V]$$

$$I_m = 2I, \quad I_d = \frac{I_m}{\pi} = \frac{2I}{\pi} \ [A]$$

2．単相全波整流回路

　a．センタータップ形全波整流回路

　　　整流された波形の電圧，電流の値

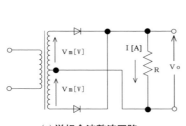
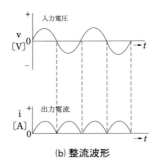

(a) 単相全波整流回路　　　　　　(b) 整流波形

図7.2

$$V_m = \sqrt{2}\,V, \quad V_d = \frac{2V_m}{\pi} = \frac{2\sqrt{2}\,V}{\pi} \ [V]$$

$$I_m = \sqrt{2}\,I, \quad I_d = \frac{2I_m}{\pi} = \frac{2\sqrt{2}\,I}{\pi} \ [A]$$

b．ブリッジ形全波整流回路

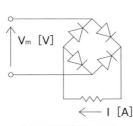
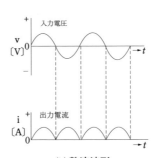

(a) 単相全波整流回路　　　　　　(b) 整流波形

図7.3

$$V_m = \sqrt{2}\,V, \quad V_d = \frac{2V_m}{\pi} = \frac{2\sqrt{2}\,V}{\pi} \ [V]$$

$$I_m = \sqrt{2}\,I, \quad I_d = \frac{2I_m}{\pi} = \frac{2\sqrt{2}\,I}{\pi} \ [A]$$

3．ダイオードにかかる逆方向電圧（逆耐圧，逆電圧）

　　（逆方向電圧：ダイオードに電流が流れない時のアノード（負），カソー

ド（正）間の電圧）
* 単相半波整流回路，単相全波整流回路（抵抗負荷）は整流波形の最大値が加わる．
* 単相半波整流回路（コンデンサ入力形平滑回路接続）は整流波形の最大値の2倍が加わる．

7.1.2 トランジスタ増幅回路

■要　　項■

hパラメータ（低周波小信号用のパラメータ）

h_i：入力インピーダンス $[\Omega]$
h_f：電流増幅率
h_r：電圧帰還率
h_o：出力アドミタンス $[S]$

h_{fe}：エミッタ接地の小信号電流増幅率（添え字が小文字は小信号用，大文字は直流用）
　　　e：エミッタ接地を表す

各種接地方式の特徴

	エミッタ接地	ベース接地	コレクタ接地
入力インピーダンス	中	低	高
出力インピーダンス	中	高	低
電圧増幅度	中	大	≒1
電流増幅度	大	≒1	大
電力利得	大	中	小
周波数特性	わるい	よい	よい

電流増幅率

エミッタ接地の直流電流増幅率 h_{FE}

$$h_{FE} = \frac{I_C}{I_B}$$

エミッタ接地の小信号電流増幅率 h_{fe}

$$h_{fe} = \frac{\varDelta I_C}{\varDelta I_B}$$

ベース接地の直流電流増幅率 h_{FB}

$$h_{FB} = \frac{I_C}{I_E}$$

7.1 電子回路

トランジスタの各電流の関係

$I_E = I_B + I_C$　　　$I_C = I_B \times h_{FE}$

バイアス回路

固定バイアス回路　　　　自己バイアス回路　　　　電流帰還バイアス回路

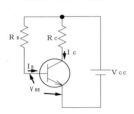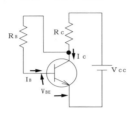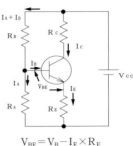

$I_B = \dfrac{V_{CC} - V_{BE}}{R_B}$　　$I_B = \dfrac{V_{CC} - I_C \times R_C - V_{BE}}{R_B}$　　$V_{BE} = V_B - I_E \times R_E$

(a)トランジスタの特性の温度変化に対し，コレクタ電流の変化が大きく，安定度はよくない．

(b)固定バイアスに比べると安定度はよいが，入力インピーダンスや利得が低下する．

(c)もっとも安定度がよいが入力インピーダンスが低下する．

図7.4　バイアス回路

【例題 7.1】

1. 図 7.5 の回路で，負荷抵抗 $R = 200\,[\Omega]$ に流れる電流の実効値 $I\,[A]$ を求めなさい．ただし，ダイオードは理想的なもの，電源電圧 $v = 141 \sin \omega t\,[V]$ とする．

    1．0.24
    2．0.5
    3．0.7
    4．0.87
    5．1.41

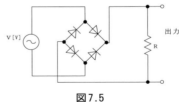

図7.5

【解】　(答　2)

全波整流波形の最大値は電源電圧の最大値と同じ 141 V なので，

抵抗 R に流れる最大電流 $I_m = \dfrac{V_m}{R} = \dfrac{141}{200}$

161

実効電流 $I = \dfrac{I_m}{\sqrt{2}} = \dfrac{141}{200} \div \sqrt{2} = 0.499 \fallingdotseq 0.5$ [A]

2. 図7.6の回路で，変圧器の1次側に正弦波交流電圧 $V = 200\sqrt{2}\sin\omega t$ [V] を加えるとき，ダイオードDにかかる逆方向電圧の最大値は何Vか．ただし，変圧器の巻数比は1：2とする．

1．200
2．$200\sqrt{2}$
3．$400\sqrt{2}$
4．800
5．$800\sqrt{2}$

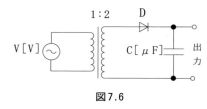

図7.6

【解】（答 5）

単相半波整流回路（コンデンサ入力形）である．ダイオードDにかかる逆方向電圧とはDに電流が流れないとき，アノード，カソードにかかる電圧のことで，正弦波交流電圧の正の半サイクルでコンデンサCに

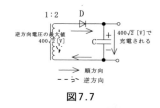

図7.7

充電電流が流れ最大値で充電される．次に負半サイクルで変圧器の2次側には逆電圧（最大値）が加わる．

よって，逆電圧（最大値）＋コンデンサの端子電圧＝2×最大値となる．

3. 図7.8のトランジスタ増幅回路において出力電圧eはおよそ何Vか．ただし，トランジスタの電流増幅度は200とする．

1．1
2．2
3．4
4．5
5．8

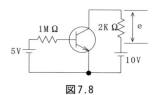

図7.8

【解】（答 2）

7.1 電子回路

出力電圧 e＝$I_C×R_C＝I_B×h_{FE}×R_C$ より求める．

$I_B=\dfrac{5V}{1MΩ}=5×10^{-6}$ (A)　　ただし，$V_{BE}=0$ として計算

$e=5×10^{-6}×200×2×10^3=2$ (V)

4．図7.9(a)の回路の負荷抵抗線を図7.9(b)に示す．Aの値は何mAか．

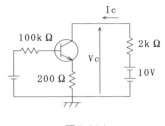

図7.9(a)　　　　　　図7.9(b)

1．0.1　　2．3.6　　3．4.5　　4．5.0　　5．50

【解】（答　4）

トランジスタ増幅回路の直流負荷線の問題で，A点の電流は $V_C=0$（最大電流）なので，$I_C=\dfrac{V_C}{R_C}=\dfrac{10}{2×10^3}=5×10^{-3}=5$ [mA] となる．

5．図7.10(a)は増幅器の周波数特性を示す．正しいのはどれか．

a．高域遮断周波数は 10^3 [Hz] である．

b．－3 [dB] は電圧比で $1/\sqrt{2}$ 倍である．

c．電圧増幅度 60 [dB] とは 10^3 倍に相当する．

d．直流に入力信号も増幅するできることを示す．

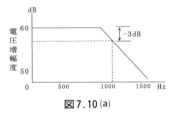

図7.10(a)

1．a，c，dのみ　　2．a，bのみ　　3．b，cのみ
4．dのみ　　　　　5．a〜dのすべて

【解】（答　5）

163

高域遮断周波数は図 7.10 (b) の中域から 3 [dB] 下がった周波数 f_H [Hz]

電圧利得 $G_V = 20 \log_{10}(1/\sqrt{2}\,)$
$= 20 \times (-0.1505)$
$\fallingdotseq -3$ [dB]

直流の周波数は 0 [Hz], 図 7.10(a)は直流も 60 [dB] の利得をもつ.

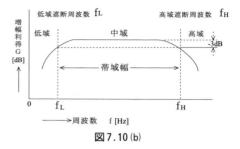

図 7.10 (b)

6. トランジスタ増幅回路について正しいのはどれか.
   a. エミッタ接地回路は電流利得, 電圧利得とも大きい.
   b. エミッタ接地回路の入力電流と出力電流とは同相である.
   c. コレクタ接地回路は入力インピーダンスが低い.
   d. コレクタ接地回路はエミッタホロワ回路である.
   e. ベース接地回路は電圧利得が大きいが電流利得は小さい.
   1. a, b, c 2. a, b, e 3. a, d, e
   4. b, c, d 5. c, d, e

【解】 （答　3）

エミッタ接地回路の入力電流と出力電流の位相差は 180 [度] $= \pi$ [rad].

コレクタ接地回路は入力インピーダンスは高く, 出力インピーダンスは低い.

コレクタ接地回路とベース接地回路の各特性はほぼ逆であるので, どちらか一方の接地方式を覚えればよい.

7. 誤っているのはどれか.
   1. フリップフロップ（双安定マルチバイブレータ）回路は計数回路に用いられる.
   2. 差動増幅器では同相信号に比べて逆相信号が抑圧される.
   3. コレクタ接地のトランジスタ増幅器をエミッタホロワという.
   4. テレメータには変調および復調回路が用いられている.

5．電界効果形トランジスタ（FET）の中でも，MOS 形 FET は入力抵抗が大きい．

【解】（答　2）

演算増幅器（OP アンプ）は差動増幅特性をもつ 2 つの入力と 1 つの出力をもち，同相，逆相信号とも理想的な特性をもつ．

テレメータとは無線による遠隔操作のことで，信号波を送ったり，受けたりするために変調および復調回路を用いる．

●演習問題 7.1

1. 図 7.11 の回路で，負荷抵抗 $R = 200$ [Ω] に流れる電流の平均値 I_a [A] を求めなさい．ただし，ダイオードは理想的なもの，変圧器の巻数比は 1：1，電源電圧 $v = 100\sqrt{2} \sin\omega t$ [V] とする．

    1．0.15
    2．0.23
    3．0.34
    4．0.46
    5．0.69

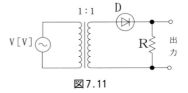

図 7.11

2. 図 7.12 のトランジスタ増幅回路について正しいのはどれか．

    a．pnp 形のトランジスタが用いられている．
    b．コレクタ接地増幅回路である．
    c．エミッタ・ベース間の電流が増幅される．
    d．R_L に増幅された出力電圧が得られる．

    1．a，c，d のみ　　2．a，b のみ　　3．b，c のみ
    4．d のみ　　　　　5．a〜d のすべて

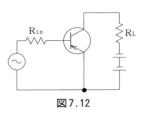

図 7.12

3. 図 7.13 の回路について正しいのはどれか．I_1，I_2，I_3 は回路に流れる電流を示す．

a．エミッタ接地回路である．
b．I_3 はベース電流である．
c．電流の変化分に $\it{\Delta}$ をつけて表すと
　$\it{\Delta} I_2 = \it{\Delta} I_3 + \it{\Delta} I_1$ である．
d．電流増幅率は $\it{\Delta} I_3 / \it{\Delta} I_2$ で与えられる．

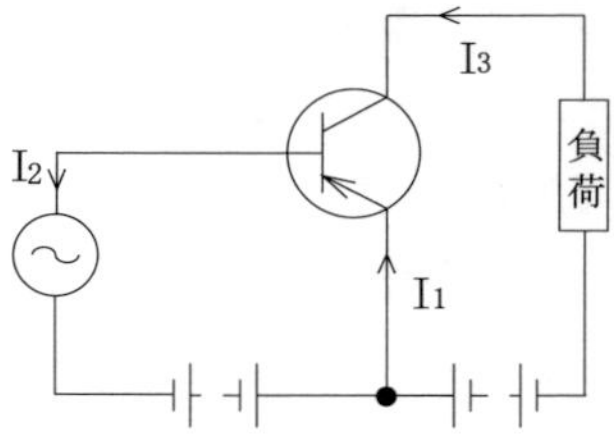

1．a，c，d のみ　　2．a，b のみ
3．b，c のみ　　　4．d のみ　　5．a〜d のすべて

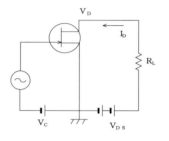

図7.13

4．図7.14 の増幅回路について正しいのはどれか．
1．増幅素子は接合形 p チャネル電界効果トランジスタ（J-P-FET）である．
2．ドレン接地増幅回路である．
3．電界効果トランジスタはゲートに加わる電圧でドレン電流を制御する．
4．p チャネルでは多数キャリアの電子がドレン電流となっている．
5．ドレン電圧 V_D とドレン電流 I_D の間に $V_D = I_D / R_L$ の関係が成り立つ．

図7.14

5．図7.15 のトランジスタ増幅回路で Q_1，Q_2，Q_3 のアースに対する電圧が，それぞれ5V，0.8V，0.3V であった．このトランジスタのベース，エミッタ間電圧（V_{BE}）およびコレクタ，エミッタ間電圧（V_{CE}）はどれか．

	V_{BE}(V)	V_{CE}(V)
1．	0.5	4.7
2．	0.5	5.7
3．	0.8	5.0
4．	4.9	4.7
5．	5.7	4.0

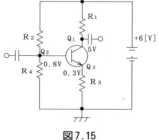

図7.15

7.1 電子回路

6. トランジスタ回路について正しいのはどれか．
  a．エミッタ接地回路は電流利得を大きくとれる．
  b．エミッタ接地回路は入力電流と出力電流とに 90 [度] の位相差がある．
  c．ベース接地回路は電流利得を大きくとれる．
  d．ベース接地回路は入力電流と出力電流とが同相である．
  e．コレクタ接地回路は電圧利得が得られない．
    1．a，b，c   2．a，b，e   3．a，d，e
    4．b，c，d   5．c，d，e

演習問題 7.1 解答

1．（答　2）

半波整流波形の最大値は電源電圧の最大値と同じ $100\sqrt{2}$ [V] なので，抵抗 R に流れる

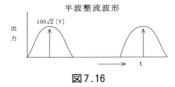

図 7.16

$$最大電流\ I_m = \frac{100\sqrt{2}}{200}$$

$$平均電流\ I_a = \frac{I_m}{\pi} = \frac{141}{200} \div 3.14 = 0.225 \fallingdotseq 0.23\ [A]$$

2．（答　1）

pnp 形エミッタ接地増幅回路である．（エミッタが共通電極）

3．（答　1）

pnp 形トランジスタの増幅回路である．I_3 はコレクタからの電流でコレクタ電流である．

トランジスタの増幅回路では，

$$ベース電流\ I_b + コレクタ電流\ I_c = エミッタ電流\ I_e$$

の関係が成立するので

  $\varDelta I_2 = \varDelta I_3 + \varDelta I_1$ は $(\varDelta I_2 = \varDelta I_b,\ \varDelta I_3 = \varDelta I_c,\ \varDelta I_1 = \varDelta I_e)$ より

  $\varDelta I_b = (-\varDelta I_c) + \varDelta I_e$

となり，実際に流れる電流と設定された電流の向きが逆なので負（－）で表

すと，c.は正しい．

電流増幅率は $\Delta I_c/\Delta I_b$ で正しい．

4．（答　3）

この回路の FET は接合形 n チャネル電界効果トランジスタ（J-N-FET）である．

接地（共通電極）はソース電極なのでソース接地増幅回路である．

FET でのキャリアは p チャネルは正孔（ホール）だけ，n チャネルは電子だけである．

ドレイン電圧 $V_D = I_D \times R_L$ の関係である．

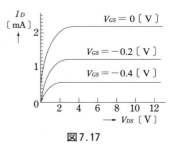

図7.17

5．（答　1）

トランジスタ増幅回路の電位を求める問題である．各電極間の電位差を求めると，

$$V_{BE} = V_B - V_E = 0.8 - 0.3 = 0.5 \text{ [V]}$$
$$V_{CE} = V_C - V_E = 5 - 0.3 = 4.7 \text{ [V]}$$

6．（答　3）

エミッタ接地回路の入力電流と出力電流の位相差は 180 [度] $= \pi$ [rad]

ベース接地回路の電流増幅度は $A_i = \dfrac{I_C}{I_E} \fallingdotseq 1$，利得 $G_i = 20 \log_{10} A_i = 20 \log_{10} 1 = 0$ [dB] である．

7.2 デシベル

7.2.1 デシベル (dB) の計算
■要　項■
1. 利得 (Gain)

　　電流利得　　$G_i = 20\log_{10}\dfrac{\text{出力電流 } A_o}{\text{入力電流 } A_i}$ [dB]

　　電圧利得　　$G_v = 20\log_{10}\dfrac{\text{出力電圧 } V_o}{\text{入力電圧 } V_i}$ [dB]

　　電力利得　　$G_p = 10\log_{10}\dfrac{\text{出力電力 } P_o}{\text{入力電力 } P_i}$ [dB]

2. N 段増幅回路の増幅度と利得
　　増幅度　$A_o = A_1 \times A_2 \times \cdots\cdots \times A_N$ [倍]　（増幅度は各増幅器の増幅度の積で表す．）
　　利　得　$G_o = G_1 + G_2 + \cdots\cdots + G_N$ [dB]　（利得は各増幅器の利得の和で表す．）

【例題 7.2】

1. ある回路の入力電圧と出力電圧とを測定したところ，それぞれ 10 [V] と 20 [V] であった．この回路の増幅度は何 dB か．ただし，$\log 2 = 0.3$ とする．
　　1．6　　　2．5　　　3．3　　　4．2　　　5．0.5

【解】　（答　1）

　　電圧増幅度 $G_V = 20\log_{10}\dfrac{20}{10} = 20\log_{10}2 = 20 \times 0.3 = 6$ [dB]

2. デシベル (dB) について正しいのはどれか．
　　1．電圧利得 -3 dB は電圧比が $\sqrt{2}$ である．
　　2．電圧利得 30 dB の増幅器 2 個を 2 段に用いると 900 dB である．

3．電圧比 100 は 20 dB である．

4．電力比 10 は 10 dB である．

5．電流比 0.1 は －10 dB である．

【解】　（答　4）

1．$G_V = 20 \log_{10} A_V = 20 \log_{10} \sqrt{2} = 20 \times 0.15 = 3$ [dB]　――誤り

2．$G_V = 30 + 30 = 60$ [dB]　――誤り

3．$G_V = 20 \log_{10} 100 = 20 \times 2 = 40$ [dB]　――誤り

4．電力利得　$G_p = 10 \log_{10} 10 = 10 \times 1 = 10$ [dB]　――正しい

5．$G_i = 20 \log_{10} A_i = 20 \log_{10} 0.1 = 20 \times -1 = -20$ [dB]　――誤り

3．増幅度が 40 dB の電圧増幅器に 50 mV の入力を加えたとき，出力電圧は何 V か．

　　1．0.5　　2．1.0　　3．2.0　　4．4.0　　5．5.0

【解】　（答　5）

電圧増幅度 $G_V = 40 = 20 \log_{10} \dfrac{V_o}{50 \times 10^{-3}}$

$\log_{10} \dfrac{V_o}{50 \times 10^{-3}} = 2, \quad \dfrac{V_o}{50 \times 10^{-3}} = 100$

∴　$V_o = 100 \times 50 \times 10^{-3} = 5$ [V]

● 演習問題 7.2

1．電圧利得 40 [dB] の電圧増幅器に，入力電圧 10 [mV] を加えたとき，出力電圧 V_o [V] はいくらか．

　　1．0.01　　2．0.05　　3．0.1　　4．0.5　　5．1.0

2．デシベル単位について正しいのはどれか．

　a．電圧利得 10 dB と 20 dB の 2 つの増幅器を二段に用いると 200 dB の利得になる．

　b．出力と入力の電圧比が 100 の増幅器の利得は 40 dB である．

　c．電力比が 10 のときは 10 dB である．

  d．電力比が100分の1のときは−100 dBである．
   1．a, c, dのみ   2．a, bのみ   3．b, cのみ
   4．dのみ   5．a～dのすべて

3. ある増幅器の入力電力および出力電力はそれぞれ10 [mW]，100 [W] であった．この回路の電力利得は何dBか．
   1．40 2．80 3．100 4．1000 5．10000

4. 電圧の比較の時，次の倍率をdBで表わしなさい．
   1．6倍   2．80倍   3．150倍   4．4000倍
   5．100000倍 6．$\dfrac{1}{100}$倍 7．$\dfrac{1}{400}$倍 8．$\dfrac{1}{2000}$倍

5. 電圧の比較の時，次のdBを倍率で表わしなさい．
   1．−20 dB 2．−6 dB 3．16 dB 4．46 dB
   5．60 dB   6．100 dB 7．120 dB

演習問題7.2　解答

1.（答　5）

$$G_V = 20\log_{10}\frac{V_o}{V_i} = 40 = 20\times 2, \text{ したがって } \log_{10}\frac{V_o}{V_i} = 2 \text{ となる．}$$

$$2 = \log_{10}\frac{V_o}{0.01} \quad \therefore \quad \frac{V_o}{0.01} = 10^2 \quad V_o = 0.01\times 100 = 1 \text{ [V]}$$

2.（答　3）

 a．二段増幅器の利得は和で求める．$G_V = 10\,\text{dB} + 20\,\text{dB} = 30\,\text{dB}$ ——誤り
 b．$G_V = 20\log_{10}100 = 20\times 2 = 40\,\text{dB}$ ——正しい
 c．$G_P = 10\log_{10}10 = 10\times 1 = 10\,\text{dB}$ ——正しい
 d．$G_P = 10\log_{10}(1/100) = 10\log_{10}10^{-2} = -20\,\text{dB}$ ——誤り

3.（答　1）

$$\text{電力利得 } G_P = 10\log_{10}\frac{100}{10\times 10^{-3}} = 10\log_{10}10^4 = 40 \text{ [dB]}$$

第7章 電子回路

4.
1. $x = 20\log 6 = 15.56$ (dB)
2. $x = 20\log 80 = 38$ (dB)
3. $x = 20\log 150 = 43.5$ (dB)
4. $x = 20\log 4000 = 72$ (dB)
5. $x = 20\log 100000 = 100$ (dB)
6. $x = 20\log \dfrac{1}{100} = -40$ (dB)
7. $x = 20\log \dfrac{1}{400} = -52$ (dB)
8. $x = 20\log \dfrac{1}{2000} = -66$ (dB)

5.
1. $-20 = 20\log x$ $x = 10^{-1} = 0.1$ (倍)
2. $-6 = 20\log x$ $x = 10^{-0.3} = 0.5$ (倍)
3. $16 = 20\log x$ $x = 10^{0.8} = 6.3$ (倍)
4. $46 = 20\log x$ $x = 10^{2.3} = 200$ (倍)
5. $60 = 20\log x$ $x = 10^{3} = 1000$ (倍)
6. $100 = 20\log x$ $x = 10^{5}$ (倍)
7. $120 = 20\log x$ $x = 10^{6}$ (倍)

第 8 章

演算増幅回路

第8章 演算増幅回路

8.1 増幅器

8.1.1 演算増幅回路（OP アンプ）
■要　　項■
　オペアンプはリニア IC の代表的なもので，直流から高周波までの増幅が出来る．また，差動増幅特性をもった2つの入力端子と1つの出力端子を備えた最も理想に近い増幅器である．
　〔理想 OP アンプの条件〕
　　①増幅度が非常に大きい
　　②入力インピーダンスが非常に高い
　　③出力インピーダンスが非常に低い
　　④周波数帯域が非常に広い
　　⑤雑音が非常に少ない

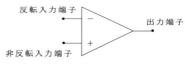

図8.1　演算増幅器

8.1.2　反転増幅器
■要　　項■

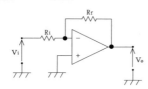

$$V_O = -\frac{R_f}{R_i} V_i$$

出力 V_O の位相は入力 V_i の逆位相
（直流は符号が変わり，信号波は逆位相となる．）

図8.2　反転増幅器

8.1.3 非反転増幅器

■要　項■

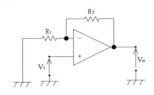

$$V_O = \left(1 + \frac{R_f}{R_i}\right) V_i$$

出力 V_O と入力 V_i は同位相（同相）

図8.3　非反転増幅器

【例題8.1】

1. 理想的なオペレーションアンプの条件で正しいのはどれか．
   - a．増幅度がほぼ1である．
   - b．入力インピーダンスが非常に高い．
   - c．出力インピーダンスが非常に低い．
   - d．周波数帯域幅が非常に広い．
   - e．雑音が比較的大きい．

   1．a, b, c　　2．a, b, e　　3．a, d, e
   4．b, c, d　　5．c, d, e

【解】（答　4）

演算増幅器の理想の条件は次の5つである．

①増幅度が非常に大きい．
②入力インピーダンスが非常に高い．
③出力インピーダンスが非常に低い．
④周波数帯域幅が非常に広い．
⑤雑音が非常に小さい．

2. 図 8.4 の回路で電圧利得が 20 [dB] のとき，抵抗 R は何 kΩ か．

1. 0.25
2. 0.5
3. 50
4. 100
5. 500

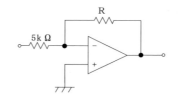

図 8.4

【解】　(答　3)

反転増幅器の電圧利得 G [dB] と増幅度 A [倍] との関係式は
$G = 20 \log_{10} A$ [dB] である．

$20 = 20 \log_{10} A$ より　$\log_{10} A = 1$　∴　$A = 10^1 = 10$ [倍]

増幅度 $A = \dfrac{R_f}{R_i}$ より　$10 = \dfrac{R}{5}$　∴　$R = 50$ [kΩ]

3. 図 8.5 のオペレーションアンプにおいて，未知の入力電圧 e_{in} を測定したところ出力電圧 e_{out} に -5 V を得た．入力電圧は何 V か．

1. -0.5
2. -0.05
3. -0.005
4. 0.005
5. 0.05

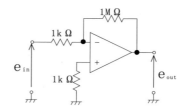

図 8.5

【解】　(答　4)

反転増幅器である．

$$e_{out} = -\dfrac{R_f}{R_i} e_{in}, \quad e_{in} = -\dfrac{R_i}{R_f} e_{out} = -\dfrac{10^3}{10^6} \times (-5) = 0.005 \text{ [V]}$$

＋入力端子と接地間に入っている 1 kΩ の抵抗はオフセット防止用に入れることがあり増幅度には関係ない．

4. 図8.6のオペレーションアンプの基本結線を示す．回路動作として正しいのはどれか．

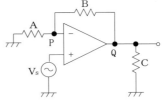

図8.6

  a．この結線は反転増幅回路である．
  b．増幅率は抵抗値 A，B を用いて $-A/B$ で表される．
  c．Q 点の電圧は負になることはない．
  d．P 点の電圧は入力電圧 V_S に等しい．
   1．a, c, d のみ   2．a, b のみ
   3．b, c のみ   4．d のみ
   5．a～d のすべて

【解】（答　4）

非反転増幅器である．
増幅率（度）$A = 1 + B/A$ である．
V_S が負なら負となる．
入力 V_S と P 点の電圧（波形）を測定すると同じである．これは入力端子が短絡していると考える．（イマジナリショート（仮想短絡））

5． 図8.7の回路における電圧増幅度 V_O/V_i はどれか．

   1．5
   2．100
   3．200
   4．1000
   5．1005

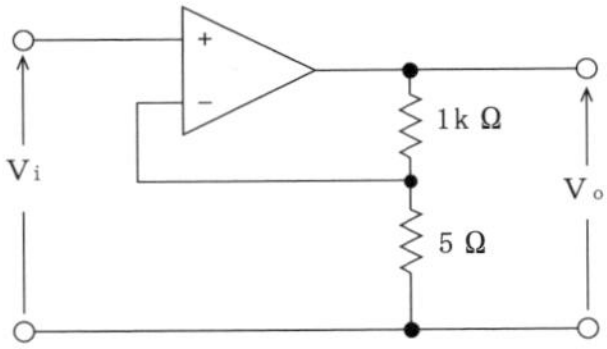

図8.7

【解】（答　3）

非反転増幅器である．増幅度は $A = \left(1 + \dfrac{R_f}{R_i}\right) = \left(1 + \dfrac{1000}{5}\right) = 201 \fallingdotseq 200$

● 演習問題 8.1

1. 理想的なオペレーションアンプの条件で誤っているのはどれか．
   1. 増幅率が無限大である．
   2. 入力インピーダンスが0である．
   3. 出力インピーダンスが0である．
   4. 周波数帯域が直流から無限大までである．
   5. 無信号入力のときの出力信号は0である．

2. 図8.8の2段の演算増幅器に入力電圧 $V_i=50$ [mV] を加えたとき，出力電圧 V_o [V] はいくらか．，ただし，$R_f=500$ [KΩ]，$R_1=250$ [KΩ]，$R_2=100$ [KΩ]，演算増幅器は理想的なものとする．

   1. 0.5
   2. 1.0
   3. 1.5
   4. 2.0
   5. 2.5

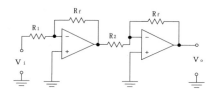

図8.8

3. 図8.9の3段の演算増幅器に入力電圧 $V_i=50$ [μV] を加えたとき，出力電圧 V_o [mV] はいくらか．ただし，$R_f=500$ [KΩ]，$R_1=250$ [KΩ]，$R_2=100$ [KΩ]，$R_3=50$ [KΩ]，演算増幅器は理想的なものとする．

   1. 5.0
   2. 7.5
   3. 10.0
   4. 12.5
   5. 15.0

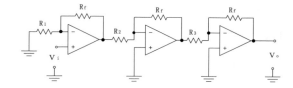

図8.9

8.1 増幅器

演習問題 8.1 解答

1. (答 2)

    入力インピーダンスは無限大である．

2. (答 1)

    反転増幅器と反転増幅器の2段結合増幅回路であるので，

    $$V_O = V_i\left(-\frac{R_f}{R_1}\right) \times \left(-\frac{R_f}{R_2}\right) = 50 \times 10^{-3}\left(-\frac{500}{250}\right) \times \left(-\frac{500}{100}\right)$$
    $$= 50 \times 10^{-3}(-2) \times (-5) = 50 \times 10^{-3} \times 10 = 500 \times 10^{-3} \ [\text{V}]$$
    $$= 500 \ [\text{mV}]$$
    $$= 0.5 \ [\text{V}]$$

3. (答 2)

    非反転増幅器と反転増幅器の3段結合増幅回路であるので，

    $$V_O = V_i\left(1 + \frac{R_f}{R_1}\right) \times \left(-\frac{R_f}{R_2}\right) \times \left(-\frac{R_f}{R_3}\right)$$
    $$= 50 \times 10^{-6}\left(1 + \frac{500}{250}\right) \times \left(-\frac{500}{100}\right) \times \left(-\frac{500}{50}\right)$$
    $$= 50 \times 10^{-6}(1+2) \times (-5) \times (-10)$$
    $$= 50 \times 10^{-6} \times 150$$
    $$= 7500 \times 10^{-6}$$
    $$= 7.5 \times 10^{-3} \ [\text{V}]$$
    $$= 7.5 \ [\text{mV}]$$

8.2 演算器

8.2.1 加算器と減算器
■要　項■
1．加算器

$$i_1+i_2=-i_f=\frac{V_1}{R_1}+\frac{V_2}{R_2}=-\frac{V_O}{R_f} \text{ より}$$

$$V_O=-R_f\left(\frac{V_1}{R_1}+\frac{V_2}{R_2}\right)$$

$R_1=R_2=R_i$ とすると

$$V_O=-\frac{R_f}{R_i}(V_1+V_2)$$

$R_1=R_2=R_f$ ならば

$$V_O=-(V_1+V_2) \text{ で加算（和）となる．}$$

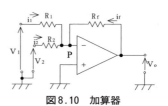
図8.10　加算器

2．減算器

$$V_O=\frac{R_f}{R_i}(V_2-V_1)$$

$R_1=R_2=R_f$ ならば

$$V_O=V_2-V_1 \text{ で減算（差）となる．}$$

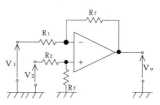
図8.11　減算器

8.2.2 微分器と積分器
■要　項■
1．微分器

$$V_O=-C_iR_f\frac{dV_i}{dt}$$

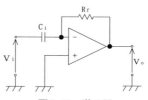
図8.12　微分器

2. 積分器

$$V_O = -\frac{1}{C_f R_i}\int V_i dt$$

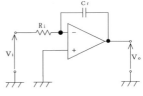

図8.13 積分器

8.2.3 電圧ホロア回路

■要　項■

OP アンプの増幅度を A とすると

$$V_O = \frac{A}{(1+A)}V_i \fallingdotseq V_i \quad (A \gg 1)$$

電圧ホロア回路の増幅度は1である．

インピーダンス変換 $\begin{cases} 入力インピーダンスが高い \\ 出力インピーダンスが低い \end{cases}$

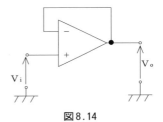

図8.14

8.2.4 パルス回路

■要　項■

時定数

その回路が定常状態を1とすると，初期状態から0.632に到達する時間[s]をいい，図8.16のように初期状態から特性曲線に切線を引き，定常状態との交点の時間[s]で表し，その回路の充電，放電の目安になる時間をいう．

1. C-R回路

　　　時定数　T = C·R [s]

　　a. 充電回路（SWを①に入れる）

　　　　（ε：自然対数の底とする）

　　　　充電電流 i

$$i = \frac{E}{R}\varepsilon^{-(t/CR)} \quad [A]$$

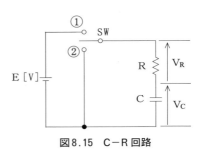

図8.15 C-R回路

コンデンサ C の端子電圧
$$V_C = E\left(1 - \varepsilon^{-(t/CR)}\right) \ [V]$$
抵抗 R の端子電圧
$$V_R = E \cdot \varepsilon^{-(t/CR)} \ [V]$$

b. 放電回路（SW を②に入れる）

放電電流 i（電流の向きが充電と逆のため負（－）で表示）

$$i = -\frac{E}{R}\varepsilon^{-(t/CR)} \ [A]$$

コンデンサ C の端子電圧
$$V_C = E \cdot \varepsilon^{-(t/CR)} \ [V]$$

抵抗 R の端子電圧（電流の向きが充電と逆のため負（－）で表示）
$$V_R = -E \cdot \varepsilon^{-(t/CR)} \ [V]$$

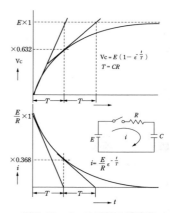

図8.16　C－R 回路の時定数

2．L－R 回路

時定数 $T = \dfrac{L}{R}$ [s]

SW を入れ，t 秒後の電流 i は次式で表す．

$$i = \frac{E}{R}\left(1 - \varepsilon^{-(Rt/L)}\right) \ [A]$$

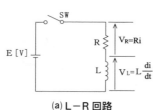

(a) L－R 回路

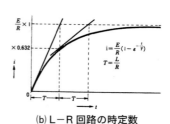

(b) L－R 回路の時定数

図8.17

3. 微分回路・積分回路

a. 微分回路

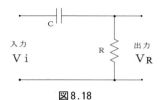

$V_R = R_i \fallingdotseq RC\dfrac{dv_i}{dt}$

図8.18

時定数 $T = C \cdot R$ [s]

高域フィルタに利用（f_L より高い周波数を通す）

低域遮断周波数 $f_L = \dfrac{1}{2\pi CR}$ [Hz]

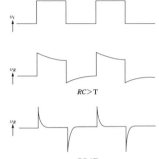

図8.19 出力電圧

b. 積分回路

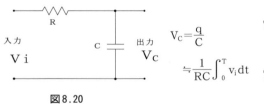

$V_C = \dfrac{q}{C}$

$\fallingdotseq \dfrac{1}{RC}\displaystyle\int_0^T v_i\,dt$

図8.20

時定数 $T = C \cdot R$ [s]

低域フィルタに利用（f_H より低い周波数を通す）

高域遮断周波数 $f_H = \dfrac{1}{2\pi CR}$ [Hz]

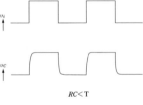
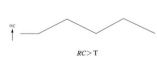

図8.21 出力電圧

4. 波形整形回路

a. クリップ回路
入力波形の一定レベル以上または一定レベル以下の出力波形を得る回路でクリッパともいう．

b. クランプ回路
入力波形の一部分をある一定の電圧に固定する回路で，これにより出力には直流分が含まれることになるので直流再生回路または，基準移動回路ともいう．

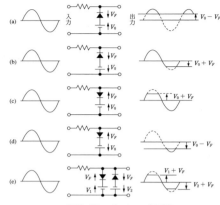

図8.22 クリップ回路

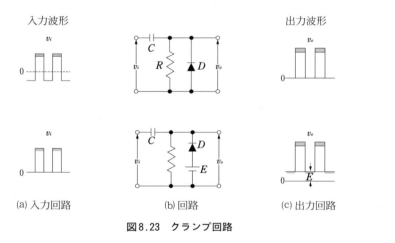

(a) 入力回路　　(b) 回路　　(c) 出力回路

図8.23 クランプ回路

5．マルチバイブレータ

2段のCR結合増幅回路に強い正帰還をかけた回路で，トランジスタで回路を作成したが，現在フリップフロップは論理回路等で作成している．

8.2 演算器

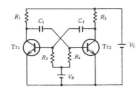 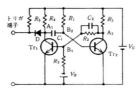 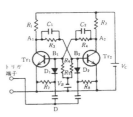

(a)非安定マルチバイブレータ　(b)単安定マルチバイブレータ　(c)双安定マルチバイブレータ
（フリップフロップ）

図8.24　マルチバイブレータ

- 非安定マルチバイブレータ（無安定マルチバイブレータ）
  オン・オフを連続的な繰り返しで方形波パルスを発生（方形波発生器）
- 単安定マルチバイブレータ
  トリガパルスを加えると一時的に状態を反転し，短時間で復帰（遅延回路）
- 双安定マルチバイブレータ（フリップフロップ）
  トリガパルスを加えることで状態が反転し，次のトリガパルスを加えるまでその状態を保持（計数回路（カウンター），置数器（レジスター））

【例題 8.2】

1. 図 8.25 の回路で出力 V_O を表すのはどれか．

    1. $-(V_1+V_2)$
    2. $2(V_1+V_2)$
    3. $\dfrac{1}{2}(V_1+V_2)$
    4. V_1-V_2
    5. $2(V_1-V_2)$

    図8.25

【解】（答　1）

加算器である．出力電圧は $V_O=-\dfrac{R}{R}(V_1+V_2)=-(V_1+V_2)$

2. 図8.26の回路の出力電圧 V_O は何 V か.

1. -30
2. -10
3. 2
4. 10
5. 30

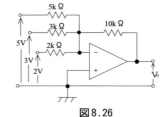

図8.26

【解】 （答　1）

加算器であるが，反転増幅器の入力が3つと考えればよい．

$$V_O = -\left(2V \times \frac{10}{2} + 3V \times \frac{10}{3} + 5V \times \frac{10}{5}\right) = -30 \ [V]$$

3. 図8.27の回路の出力電圧 V_O は何 V か.

1. -10
2. -1
3. 1
4. 2
5. 10

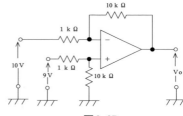

図8.27

【解】 （答　1）

減算器である．

$$出力電圧 \ V_O = \frac{10}{1}(9-10) = -10 \ [V]$$

4. 図8.28の回路で出力 V_O を表すのはどれか.

1. $\dfrac{R_1+R_2}{R_1}(V_1-V_2)$
2. $(R_1+R_2)(V_1-V_2)$
3. $R_1 R_2(V_1+V_2)$
4. $\dfrac{R_2}{R_1}(V_1+V_2)$
5. $\dfrac{R_1}{R_2}(V_1-V_2)$

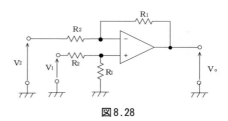

図8.28

8.2 演算器

【解】（答　5）

減算器である．＋端子の抵抗 R_1 は V_1 の端子を短絡すると R_1 と R_2 が並列になる．この抵抗はオペアンプのオフセットを打ち消す働きをするので考慮しなくてよい．

$$V_O = \frac{R_1}{R_2}(V_1 - V_2)$$

5． 図8.29のオペレーションアンプ積分回路において最初の出力電圧 e は 0 であった．スイッチ S を 1 秒間だけとじたとき e は何 V か．

1．-10
2．-1
3．0
4．1
5．10

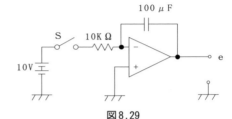

図8.29

【解】（答　1）

$$e = -\frac{1}{C_f R_i}\int V_i dt = -\frac{1}{100\times 10^{-6}\times 10\times 10^3}\int 10 dt = -1\times 10\times t$$

$t=1$ を代入　$e = -1\times 10\times 1 = -10$ [V]

6． 図8.30の回路で，V_O を表す式はどれか．

1．$-\dfrac{C}{R}V_i$

2．$\left(1+\dfrac{C}{R}\right)\int V_i dt$

3．$-\dfrac{1}{CR}\int V_i dt$

4．$-CR\dfrac{dV_i}{dt}$

5．$(V_i - V_O)\dfrac{C}{R}$

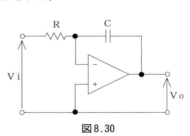

図8.30

【解】（答　3）

この回路コンデンサの端子電圧が出力電圧 V_O となり，積分器である．

7. 図 8.31 のように微少な電圧を発生するセンサ（内部抵抗 $10^9 \Omega$）にオペレーションアンプからなる電圧ホロア回路と増幅回路とが接続されている．誤っているのはどれか．
　1．増幅回路の電圧増幅度は 1000 倍である．
　2．電圧ホロア回路の増幅度はオペレーションアンプの電圧増幅度である．
　3．a からみた電圧ホロア回路の入力インピーダンスはオペレーションアンプの入力インピーダンスである．
　4．c からみた増幅回路の入力インピーダンスは 50Ω である．
　5．この電圧ホロア回路の主な役割はセンサと増幅回路とのインピーダンスマッチングである．

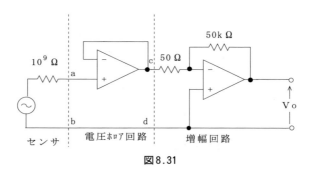

図 8.31

【解】　（答　2）

電圧ホロア回路とは，非反転増幅器で帰還抵抗 R_f を短絡した回路である．したがって，増幅度は $A=(1+0/R_i)=1$ で増幅はしない．しかし，非反転増幅器では入力抵抗が R_i でそれほど大きくない．

センサ回路は内部抵抗が $10^9 \Omega$ と非常に大きい．このため電源から流れる電流により発生する電圧はほとんど内部抵抗にかかってしまい，増幅器にはほとんどかからない．（抵抗に比例する）

電圧ホロア回路は増幅はしないが，入力抵抗が非常に大きくなり（ほぼ無限大），増幅器に電圧がかかるようになる．

1.の増幅回路は反転増幅器だが，$|A|=(50\times10^3)/50=1000$［倍］
——正しい

2.電圧ホロア回路の増幅度は $A=(1+R_f/R_i)=1(R_f=0)$　——誤り

3.aからアンプをきたとき，入力抵抗が無いのでオペアンプの入力抵抗
——正しい

8. 10Vで充電されたコンデンサCを抵抗Rで放電したところ，図8.32のような放電特性が得られた．この放電回路の時定数は約何秒か．ただし，自然対数の底は2.72とする．

1．10
2．20
3．30
4．40
5．50

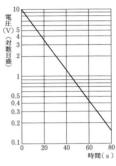

図8.32

【解】（答　2）

放電特性では $V_O=10\varepsilon^{-t/CR}$ より時定数 $T=t=CR$［s］となり，$V_O=10\varepsilon^{-1}=10/2.7=3.7V$，よって，3.7Vのときの時間をグラフより求めると，時定数は 20［s］となる．

また，時定数 CR［s］とは，初期値から 63.2［%］変化する時間のこと．よって，初期値10Vなので $10(1-0.632)=3.68V$，よって，グラフより時定数20［s］となる．

9. 図8.33(a)で表される電圧を図8.33(b)のab間に加えたとき，流れる電流iの最大値は何Aか．

1．0.37
2．0.63
3．0.74
4．1.26
5．2.00

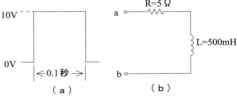

図8.33

【解】（答 4）

L−R 直列回路に電圧 V が印加されると，V＝iR＋L(di/dt) となり，
　i＝(V/R)(1−ε^{−Rt/L})

時定数 T＝L/R[s]で，i の式に t＝0.1 を代入すると，
　i＝10/5(1−ε^{(−5×0.1/0.5)})＝2(1−ε^{−1})＝2(1−2.7^{−1})＝2×0.63＝1.26 A

10. 図 8.34 の回路のコンデンサは電圧 E に充電されている．スイッチ S を 2CR 秒間閉じた場合，コンデンサの電圧は E の何倍になるか．ただし，コンデンサの静電容量は C [F]，抵抗は R [Ω]，自然対数の底は 2.72 とする．

1．0.101
2．0.135
3．0.25
4．0.301
5．0.368

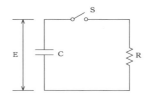

図 8.34

【解】（答 2）

CR 直列回路の放電特性である．スイッチ S を 2CR 秒間閉じた時のコンデンサの端子電圧は $V_C = E\varepsilon^{-t/CR}$ より，
　$E\varepsilon^{(-2CR/CR)} = E \times 2.72^{-2} = E/2.72^2 = E/7.398 = 0.135E$ [V]

となるので比をとると，0.135E/E＝0.135 倍

11. 図 8.35 の回路の AC 間に 10 V を 10 秒間加えたとき，BC 間の最大電位差は何 V になるか．ただし，自然対数の底 ε＝2.7，ln 2＝0.69 とする．

1．2.7
2．6.3
3．6.9
4．8.6
5．10

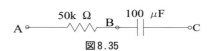

図 8.35

【解】（答 4）

CR 直列回路の充電特性である，時定数は
　$T = CR = 50 \times 10^3 \times 100 \times 10^{-6} = 5$ [s]

次式にt＝10を代入する．
$$V_C = E(1-\varepsilon^{-(t/CR)}) = 10(1-\varepsilon^{-(10/5)}) = 10(1-2.7^{-2})$$
$$= 10(1-1/2.7^2) = 10(1-0.137) = 8.63 \text{ [V]}$$

12. 図 8.36 の回路の時定数として正しいのはどれか．

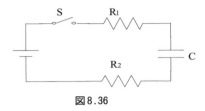

図 8.36

1. $\dfrac{R_1+R_2}{C}$ 2. $\dfrac{1}{C(R_1+R_2)}$ 3. $C(R_1+R_2)$

4. $\dfrac{C}{R_1+R_2}$ 5. CR_1R_2

【解】 （答 3）

CR 直列回路の時定数は T＝CR［秒］で表され，回路の抵抗分は R_1+R_2 となるので $C(R_1+R_2)$［秒］となる．

13. 図 8.37 の回路で，スイッチ S を入れ電流の変化を示す曲線はどれか．ただし，縦軸は電流，横軸は時間とする．

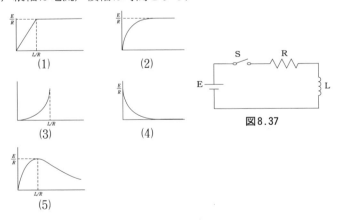

図 8.37

【解】 （答 2）

SW を入れ，t 秒後の電流 i は次式で表す．

$$i = \frac{E}{R}(1-\varepsilon^{-(Rt/L)}) \ [A]$$

よって，図 8.38 のような変化となる．

電流 i は L/R 秒後に，$E/R(1-\varepsilon^{-1}) = 0.632\,(E/R)$ 時定数は $T = L/R\ [s]$ は電流 i の曲線状で，任意の時刻で切線を引き最終値（E/R）[A] と交わる時間を求めるとすべて L/R [秒] となる．

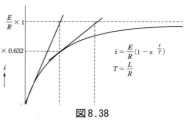

図 8.38

14. 微分回路の構成素子で正しいのはどれか．

　　　　　a　　　b
1.　─┤├─　─／＼／＼─
2.　─⌒⌒─　─／＼／＼─
3.　─／＼／＼─　─┤├─
4.　─┤├─　─┤├─
5.　─⌒⌒─　─⌒⌒─

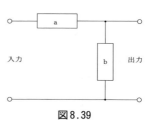

図 8.39

【解】 （答 1）

CR 直列回路の抵抗の両端からの出力が微分回路である．したがって，a：コンデンサ，b：抵抗が正しい．

15. 図 8.40 のような方形パルス電圧を B に対し A に加えると D に対し C にどのような波形が現れるか．ただし，時定数はパルス幅より小さいものとする．

192

8.2 演算器

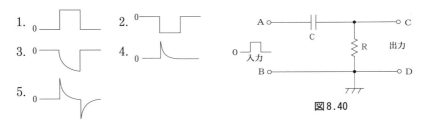

図8.40

【解】 (答 5)

CR回路の抵抗のRの端子電圧だから，微分回路である．入力に加わる方形波の微分値が出力に現れる．

微分は時間に対する変化分であるから入力波が0からVに変化したときの変化分（勾配）は無限大，方形波の終わりの部分では無限大のパルスを生ずる．平らな部分は変化分は0なので，出力は0である．

16. 図8.41の回路について正しいのはどれか．
   a. 積分回路である．
   b. 低域フィルタである．
   c. 時定数は0.2秒である．
   d. 遮断周波数は約0.08 Hzである．
      1. a，c，dのみ　　　2. a，bのみ　　　3. b，cのみ
      4. dのみ　　　　　　5. a〜dのすべて

【解】 (答 4)

CR直列回路の抵抗の端子電圧からの出力は微分回路である．

微分回路は高域フィルタである．

時定数 $T = CR = 10^{-6} \times 2 \times 10^{6} = 2$ [s]．

遮断周波数 $= \dfrac{1}{2\pi CR} = \dfrac{1}{2 \times 3.14 \times 10^{-6} \times 2 \times 10^{6}} = \dfrac{1}{12.56} \fallingdotseq 0.0796 \fallingdotseq 0.08$ [Hz]

17. 図8.42(a)のパルスEを図8.42(b)の入力端子に加えたときにみられる出力波形で正しいのはどれか．ただし，ダイオードの順方向抵抗は0，逆方向は無限大とする．

193

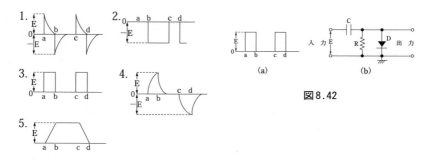

図 8.42

【解】 （答　2）

　クランプ回路である．入力電圧 a−b 間ではダイオード D が順方向なので，D を通してコンデンサ C に充電電流が流れるので出力電圧は 0 [V] となる．b−c 間では a−b 間で C に充電された E [V] が（C の端子電圧は入力側が高く，出力側が低くなる）逆の −E [V] となる．c−d 間は a−b 間と同じになる．

18. 正弦波 (a) を回路 (b) に入力したとき，出力波形 V_o はどれか．

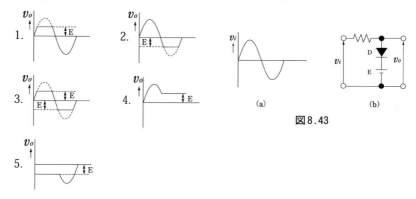

図 8.43

【解】 （答　1）

　回路は並列クリップ回路である．ダイオード D の向きが正弦波の上側（正）で，電源 E [V] 以上で順方向電流が流れ出力波形がクリップ（切り取られる）される．電源 E [V] 以下ではダイオードは逆方向となり，電流が

流れないので入力波形が出力波形となる．
19．フリップフロップ回路に関係するのはどれか．
  1．無安定マルチバイブレータ
  2．単安定マルチバイブレータ
  3．電源回路
  4．計数回路
  5．直列共振回路
【解】（答　4）
　フリップフロップ回路は双安定マルチバイブレータともいい，パルスが入力されるたびにON，OFFが反転し，パルスの数を数える計数回路等に用いられる．

● 演習問題 8.2
1．図8.44のオペレーションアンプ回路でEは何Vか．
  1．10
  2．90
  3．100
  4．190
  5．9000

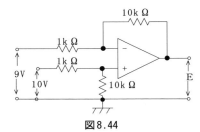

図8.44

2．積分回路はどれか．

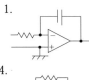
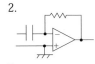
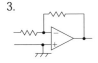

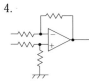
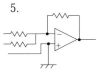

3. 演算増幅器 A を用いて，入力端子を通過する電荷の総量を測定する回路図 8.45 の X には何を接続すればよいか．
    1．抵抗
    2．コンデンサ
    3．ダイオード
    4．コイル
    5．電池

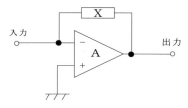

図 8.45

4. 図 8.46 の回路のスイッチ S を閉じてから CR 秒後の電流 i は 0.1 A であった，抵抗 R は何 Ω か．ただし，自然対数の底は 2.7 とする．
    1．100
    2．200
    3．300
    4．700
    5．1000

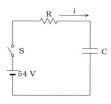

図 8.46

5. 図 8.47 の回路でスイッチ S を閉じてから CR 秒後，C の両端の電圧は何 V か．ただし，自然対数の底 $\varepsilon = 2.7$ とする．
    1．27
    2．37
    3．50
    4．63
    5．73

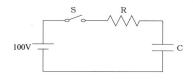

図 8.47

6. 図 8.48 の回路で，スイッチ S を閉じてから，2CR ［秒］後の電流 i が 100［mA］であった，抵抗 R は何［Ω］か．ただし，自然対数の底は 2.7 とする．

8.2 演算器

1. 100
2. 200
3. 300
4. 400
5. 500

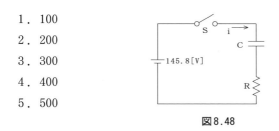

図8.48

7. 図8.49の回路で，Cの端子電圧 $V_C=100$ [V] に充電されている．スイッチSを閉じ，$2CR$ [秒] 後のCの端子電圧 V_C を求めなさい．ただし，自然対数の底は2.7とする．

1. 6.8
2. 13.7
3. 36.8
4. 63.2
5. 100

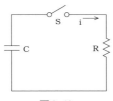

図8.49

8. 図8.50(b)の回路に，図8.50(a)の正弦波交流波形を V_i に加えたとき，出力波形 V_o はどれか．ただし，$V_i > E$ とする．

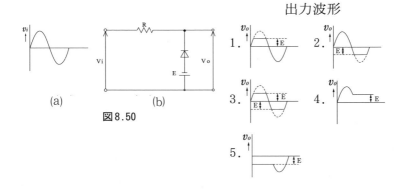

図8.50

演習問題8.2 解答

1.（答 1）

減算器である． $E = \dfrac{R_f}{R_i}(V_2 - V_1) = \dfrac{10}{1}(10-9) = 10 \ [V]$

2.（答 1）

RC 直列回路のコンデンサの端子電圧は入力電圧の積分となる．よって，1. は C の端子電圧が出力となる．

1．積分回路　2．微分回路　3．反転増幅回路　4．減算回路
5．加算回路

3.（答 2）

コンデンサ C [F] に電流 i [A] が流れて q [C] の電荷が蓄積され，V [V] になったとすると $q = CV$ になり，$V = \dfrac{q}{C} = \dfrac{1}{C}\int i\,dt$ で，コンデンサの電圧を求めれば電荷 q がわかる．

4.（答 2）

CR 直列回路の充電特性である．スイッチ S を CR 秒間閉じた時の電流 i は $i = (E/R)\varepsilon^{-t/CR}$ より，抵抗は $R = (E/i)\varepsilon^{-t/CR}$ となり，

$R = (54/0.1)\varepsilon^{-CR/CR} = 540 \times 2.7^{-1} = 540 \times 0.37 = 199.8 \ [\Omega] \fallingdotseq 200 \ [\Omega]$

5.（答 4）

CR 直列回路の充電特性である．スイッチ S を CR 秒間閉じた後のコンデンサの端子電圧は $V_C = E(1 - \varepsilon^{-t/CR})$ より

$V_C = 100(1 - \varepsilon^{-CR/CR}) = 100(1 - 2.7^{-1})$
$ = 100(1 - 0.37) = 100 \times 0.63 = 63 \ [V]$

6.（答 2）

CR 直列回路の充電特性である．スイッチ S を 2CR 秒間閉じた時の電流 i は $i = (E/R)\varepsilon^{-t/CR}$ より，抵抗は $R = (E/i)\varepsilon^{-t/CR}$ となり，

$R = (145.8/0.1)\varepsilon^{-2CR/CR} = 1458 \times 2.7^{-2}$
$ = 1458 \times (1/2.7^2) = 1458 \times 0.137 = 199.7 \ [\Omega] \fallingdotseq 200 \ [\Omega]$

8.2 演算器

7. （答　2）

CR 直列回路の放電特性である．スイッチ S を 2CR 秒間閉じた時のコンデンサの端子電圧は $V_C = E\varepsilon^{-t/CR}$ より，

$E\varepsilon^{-2CR/CR} = E \times 2.7^{-2} = 100/2.7^2 = 100/7.29 = 100 \times 0.137 = 13.7$ [V]

8. （答　2）

回路は並列クリップ回路である．ダイオード D の向きが正弦波の下側（負）で，電源 E [V] 以下で順方向電流が流れ出力波形がクリップ（切り取られる）される．電源 E [V] 以上ではダイオードは逆方向となり，電流が流れないので入力波形が出力波形となる．

第 9 章

論理回路

第9章 論理回路

9.1 論理回路の基礎

9.1.1 ブール代数
■要　項■
1．ブール代数の定理

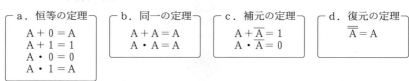

```
┌─ a．恒等の定理 ─┐  ┌─ b．同一の定理 ─┐  ┌─ c．補元の定理 ─┐  ┌─ d．復元の定理 ─┐
  A + 0 = A        A + A = A         A + \overline{A} = 1        \overline{\overline{A}} = A
  A + 1 = 1        A · A = A         A · \overline{A} = 0
  A · 0 = 0
  A · 1 = A
```

- a．恒等の定理
  - $A + 0 = A$
  - $A + 1 = 1$
  - $A \cdot 0 = 0$
  - $A \cdot 1 = A$
- b．同一の定理
  - $A + A = A$
  - $A \cdot A = A$
- c．補元の定理
  - $A + \overline{A} = 1$
  - $A \cdot \overline{A} = 0$
- d．復元の定理
  - $\overline{\overline{A}} = A$
- e．交換の定理
  - $A + B = B + A$
  - $A \cdot B = B \cdot A$
- f．結合の定理
  - $A + (B + C) = (A + B) + C$
  - $A \cdot (B \cdot C) = (A \cdot B) \cdot C$
- g．分配の定理
  - $A \cdot (B + C) = (A \cdot B) + (A \cdot C)$
  - $A + (B \cdot C) = (A + B) \cdot (A + C)$
- h．吸収の定理
  - $A + (A \cdot B) = A$
  - $A \cdot (A + B) = A$
- i．ドモルガンの定理
  - $\overline{A \cdot B} = \overline{A} + \overline{B}$
  - $\overline{A + B} = \overline{A} \cdot \overline{B}$

2．論理素子の構成

　　TTL────Transistor-Transistor-logic（論理回路を構成する素子）

　　DTL────Diode-Transistor-logic（論理回路を構成する素子）

　　C・MOS──Complementary MOS（ICの構成で，PチャネルMOS-FETとNチャネルMOS-FETとを1つのチップ内に作って相補動作させる）

9.1.2 論理回路

■要　項■

1. AND 回路（論理積）

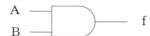

図9.1　AND 回路

AND 回路は入力 AB が共に 1 のとき出力 f が 1 となる回路で論理積回路ともいう．

論理式　f = A・B

真理値表

入　力		出　力
A	B	f
0	0	0
0	1	0
1	0	0
1	1	1

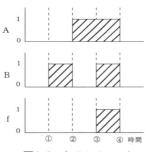

図9.2　タイムチャート

2. OR 回路（論理和）

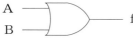

図9.3　OR 回路

OR 回路は入力 A，B いずれかか，すべてが 1 の時，出力 f が 1 となる回路で論理和回路ともいう．

論理式　f = A + B

真理値表

入　力		出　力
A	B	f
0	0	0
0	1	1
1	0	1
1	1	1

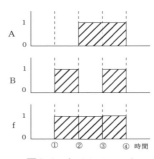

図9.4　タイムチャート

3．NOT 回路（否定）

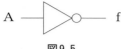

図9.5

NOT 回路は入力 A が 0 のとき出力 f が 1，入力 A が 1 のとき出力 f が 0 となる回路で否定回路ともいう．

論理式　$f = \overline{A}$

真理値表

入　力	出　力
A	f
0	1
1	0

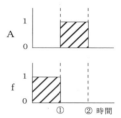

図9.6　タイムチャート

4．NAND 回路（否定的論理積）

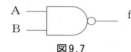

図9.7

NAND 回路は入力 A，B が共に 1 のとき出力 f が 0 となる回路で，否定的論理積回路ともいう．

論理式　$f = \overline{A \cdot B}$

真理値表

入　力		出　力
A	B	f
0	0	1
0	1	1
1	0	1
1	1	0

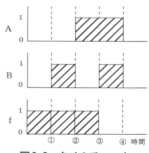

図9.8　タイムチャート

5．NOR 回路

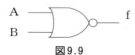

図9.9

NOR 回路は入力 A，B いずれかか，すべてが 1 の時，出力 f が 0 となる回路で否定的論理和回路ともいう．

論理式　$f = \overline{A + B}$

真理値表

入　力		出　力
A	B	f
0	0	1
0	1	0
1	0	0
1	1	0

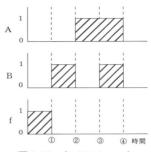

図9.10　タイムチャート

6．EX－OR 回路（排他的論理和）

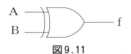

図9.11

EX－OR 回路は二つの入力が異なるときに出力 f が 1 となる回路で，不一致回路ともいう．

論理式　$f = \overline{A} \cdot B + A \cdot \overline{B}$

真理値表

入　力		出　力
A	B	f
0	0	0
0	1	1
1	0	1
1	1	0

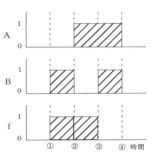

図9.12　タイムチャート

7．EX－NOR 回路（排他的論理和の否定）

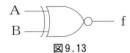

図9.13

EX－NOR 回路は二つの入力が同じとき出力 f が 1 となる回路で，一致回路ともいう．

論理式　$f = A \cdot B + \overline{A} \cdot \overline{B}$

真理値表

入力		出力
A	B	f
0	0	1
0	1	0
1	0	0
1	1	1

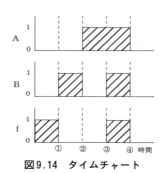

図9.14　タイムチャート

【例題 9.1】

1. 図 9.15 の論理回路の真理値表で正しいのはどれか．

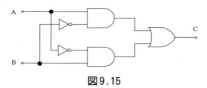

図9.15

1.

A	B	C
0	0	0
0	1	1
1	0	1
1	1	0

2.

A	B	C
0	0	0
0	1	1
1	0	0
1	1	1

3.

A	B	C
0	0	1
0	1	0
1	0	0
1	1	1

4.

A	B	C
0	0	1
0	1	0
1	0	1
1	1	0

5.

A	B	C
0	0	0
0	1	1
1	0	1
1	1	1

【解】　（答　1）

出力 $C = A \cdot \overline{B} + \overline{A} \cdot B$ となり，この回路は排他的論理和（EX−OR）で，AとBが一致しないときのみ出力Cが1となり，不一致回路ともいう．デジタル加算器の基本回路である．

9.1 論理回路の基礎

2. 図 9.16 と等価の回路はどれか．
  1．AND 回路
  2．NOT 回路
  3．OR 回路
  4．NOR 回路
  5．NAND 回路

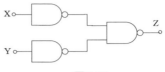

図 9.16

【解】（答　3）

NAND 回路と NOR 回路は，入力を短絡して 1 入力にすると NOT 回路となる．出力 Z はドモルガンの定理を使って，$Z=\overline{\overline{X}\cdot\overline{Y}}=\overline{\overline{X+Y}}=X+Y$

よって OR 回路．

3. 図 9.17 のようなゲート回路において入力端子 A，B にそれぞれ図 9.17 に示すような信号電圧が加えられたとき出力端子に発生する電圧波形はどれか．ただし，信号源のインピーダンスは十分低いものとする．

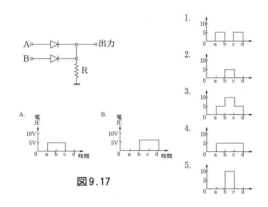

図 9.17

【解】（答　4）

この回路は OR ゲート回路である．入力 A，B がどちらか，または，共に 1（5 V）ならば抵抗 R に電流が流れ，出力は R の端子電圧 1（5 V）がえられる．また，入力 A，B が共に 0（0 V）ならば電流が流れず出力は R の端子電圧は 0（0 V）となるので，入力 a–d の間で出力がえられる．

207

4．図9.18のようなゲート回路の端子 A および B に，それぞれ図9.18のような信号を入力した．端子 C に現れる出力信号はどれか．ただし，信号源のインピーダンスは十分低いものとする．

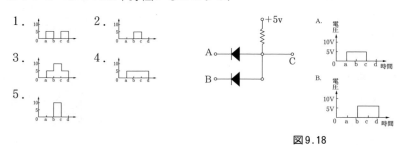

図9.18

【解】　（答　2）

　この回路は AND ゲート回路である．入力 A，B がどちらか，または，共に 0（0V）ならば抵抗 R に電流が流れ，出力 C は R の端子電圧（5V）低くなり 0（0V）となる．また，入力 A，B が共に 1（5V）ならば電流が流れず，出力 C は 1（5V）となるので，入力 A，B が共に 5V のとき，b−c の間で出力がえられる．

5．図9.19の論理回路で，出力 f の論理式と同じ論理図記号はどれか．

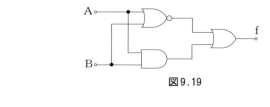

図9.19

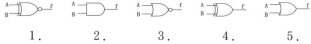

【解】　（答　1）

　NOR 回路の出力は $\overline{A+B}$，AND 回路の出力は $A \cdot B$ なので，出力 f は $\overline{A+B}$ と $A \cdot B$ の OR 回路である．$f = \overline{A+B} + A \cdot B$，ドモルガンの定理で変

換すると f=$\overline{A}\cdot\overline{B}$+A·B となり，この論理式は一致回路（EX−NOR）となる．

6．図 9.20 の論理回路の論理式として正しいのはどれか．ただし，A，B，C はデジタル信号とする．

1．F=$\overline{A}$+B+AC
2．F=AB+$\overline{AC}$
3．F=$\overline{A}$+B+$\overline{AC}$
4．F=AB+$\overline{A+C}$
5．F=$\overline{A}$B+$\overline{A+C}$

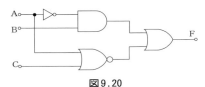

図9.20

【解】　（答　5）

AND 回路の入力は $\overline{A}$ と B だから，出力は $\overline{A}$·B

NOR 回路の出力は $\overline{A+C}$

この 2 つの論理和（OR）が出力 F=$\overline{A}$·B+$\overline{A+C}$

7．図 9.21 の回路の論理式はどれか．

1．F=A+B
2．F=$\overline{A}$·B+A·$\overline{B}$
3．F=A·B+$\overline{A\cdot B}$
4．F=A·B+$\overline{A}$·$\overline{B}$
5．F=$\overline{A}$+B

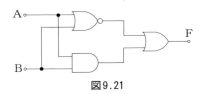

図9.21

【解】　（答　4）

NOR 回路の出力は $\overline{A+B}$，AND 回路の出力は A·B，2 つの出力の OR が出力 F となり F=$\overline{A+B}$+A·B=$\overline{A}$·$\overline{B}$+A·B になる．ド・モルガンの定理から $\overline{A+B}$=$\overline{A}$·$\overline{B}$ となる．故に出力は F=$\overline{A}$·$\overline{B}$+A·B．EX−NOR 回路である．

● 演習問題 9.1

1. 図 9.22 のゲート回路の端子 A, B, C にそれぞれ $e_A(t)$, $e_B(t)$, $e_C(t)$ を入力した．端子 F の出力電圧 $e_O(t)$ の時間変化はどれか．

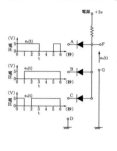

1.

2.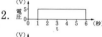

3.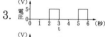

4.

5.

図 9.22

2. 図 9.23 の論理回路の真理値表のなかで正しいのはどれか．

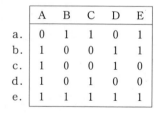

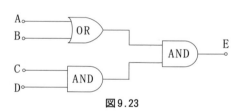

図 9.23

1. a, b, c   2. a, b, e   3. a, d, e
4. b, c, d   5. c, d, e

9.1 論理回路の基礎

3. 論理記号と真理値表との組み合わせで誤っているのはどれか．

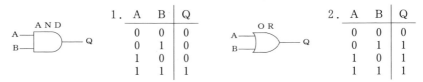

1. A	B	Q
0	0	0
0	1	0
1	0	0
1	1	1

2. A	B	Q
0	0	0
0	1	1
1	0	1
1	1	1

3. A	B	Q
0	0	1
0	1	1
1	0	1
1	1	0

4. A	B	Q
0	0	1
0	1	0
1	0	0
1	1	0

5. A	B	Q
0	0	1
0	1	0
1	0	0
1	1	1

4. 図 9.24 の回路の真理値表で正しいのはどれか．

真理値表

	入　力			出力	
	A	B	C	Y	Z
1.	0	0	1	0	1
2.	0	1	1	1	0
3.	1	0	0	1	1
4.	1	0	1	1	0
5.	0	1	0	1	0

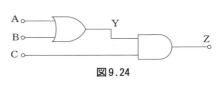

図 9.24

5. 図9.25の論理回路と同じ論理図記号はどれか．

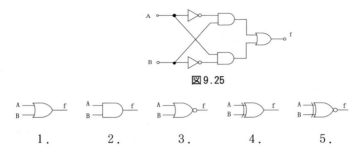

6. 図9.26の論理回路で，出力 $f = \overline{A} \cdot B + \overline{A \cdot B}$ の論理式を満足する論理素子Xはどれか．

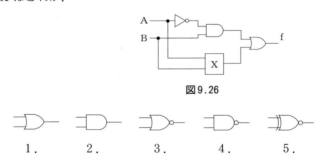

7. 図9.27の回路が EX−OR 回路になる A はどれか．

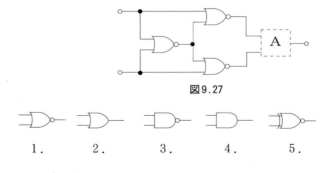

8. 図 9.28 の A, B 各入力電圧 [V] の組み合わせに対する出力電圧 [V] で正しいのはどれか. ただし, ダイオードの順方向の電圧降下はない.

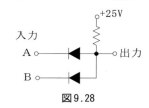

図 9.28

	$\overline{A}$ $\overline{B}$ -4 -4	$\overline{A}$ B -4 $+2$	A $\overline{B}$ $+2$ -4	A B $+2$ $+2$
1.	-8	-2	-2	$+4$
2.	-8	-4	-2	$+4$
3.	-4	-4	-4	$+2$
4.	-4	$+2$	$+2$	$+2$
5.	-4	$+23$	$+23$	$+23$

9. 論理式 $AB + AC + A\overline{BC}$ を簡単にしたとき, 正しいのはどれか.
   1. $A + BC$
   2. BC
   3. A
   4. B
   5. C

10. デジタル回路について誤っているのはどれか.
    a. AND 回路は, いずれかの入力が 1 のとき 1 を出力する.
    b. NOT 回路は, 入力が 0 のとき 1 を出力する.
    c. OR 回路は, すべての入力が 1 のとき 0 を出力する.
    d. フリップフロップ回路は, 非安定マルチバイブレータとも呼ぶ.

    1. a, c, d のみ　　2. a, b のみ　　3. b, c のみ
    4. d のみ　　　　5. a〜d のすべて

11. 図 9.29 と等価な回路はどれか.
    1. OR 回路
    2. NOR 回路
    3. AND 回路
    4. NAND 回路
    5. EX－OR 回路

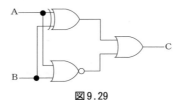

図 9.29

演習問題 9.1　解答

1. （答　3）

    この回路は 3 入力 AND ゲート回路である．入力 A, B, C がともに 5V のときのみ出力が 5V になる．3 つの入力が重なるのは「2−3」，「5−6」の間で出力がえられる．

2. （答　5）

    出力 E は論理式で E＝（A＋B）・（C・D）となり C, D が 0 ならば出力は 0 になる．よって，a, b は誤り．

3. （答　5）

    EX－OR 回路は不一致回路であり，5. この真理値表は EX－NOR（一致回路）である．

4. （答　5）

    OR 回路の出力 Y が示されているので，Y と入力 C との AND になり，C と Y で，C＝1, Y＝1 のとき出力 Z＝1，これ以外は Z＝0 となる．

5. （答　4）

    図 9.25 の出力 f の論理式は，f＝$\bar{A}$・B＋A・$\bar{B}$ となる．これは EX－OR（不一致回路）の論理式であるので，4 が正しい．

6. （答　4）

    AND 回路の出力は $\bar{A}$・B，OR 回路の出力 f＝$\bar{A}$・B＋$\overline{A・B}$ なので，X の出力は $\overline{A・B}$，よって NAND 回路である．

9.1 論理回路の基礎

7．（答　2）

図 9.30 のように入力を A，B とすると各素子の出力は図中のようになる．

$$\overline{A+\overline{A+B}}=\overline{A+\overline{A}\cdot\overline{B}}$$
$$=\overline{(A+\overline{A})\cdot(A+\overline{B})}$$
$$=\overline{A+\overline{B}}=\overline{A}\cdot B$$

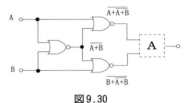

図 9.30

同様に

$$\overline{B+\overline{A+B}}=A\cdot\overline{B}$$

よって，それぞれの和（OR）となる．

8．（答　3）

回路は AND 回路（論理積）である．電源電圧＋25 V で，入力 A，B に上記の電圧を加えたときの，出力の電圧を求める問題である．

電源電圧＋25 V なので，入力電圧が電源電圧より低い電圧となると，ダイオードは導通（ON）し，電流が流れる．A，B に電圧が加わっているときは低い方の電圧が出力される．

9．（答　3）

$AB+AC+A\overline{BC}$ を論理式の定理，ドモルガンの定理で変換すると，

$$AB+AC+A\overline{BC}=A(B+C+\overline{B}\cdot\overline{C})=A(B+C+\overline{B+C})=A\cdot 1=A$$

となる．ただし，

$$(B+C+\overline{B+C})=1\quad\rightarrow\quad 公式\quad A+\overline{A}=1$$

10．（答　1）

AND 回路は，すべての入力が 1 のとき 1 を出力する．
OR 回路は，いずれかの入力が 1 のとき 1 を出力する．
フリップフロップ回路は，双安定マルチバイブレータとも呼ぶ．

11．（答　4）

出力 $C=\overline{(A\cdot\overline{B}+\overline{A}\cdot B)+\overline{A+B}}=\overline{(A\cdot\overline{B}+\overline{A}\cdot B)+\overline{A}\cdot\overline{B}}$
$=\overline{\overline{A}(B+\overline{B})+A\cdot\overline{B}}=\overline{\overline{A}+A\cdot\overline{B}}=\overline{(\overline{A}+A)\cdot(\overline{A}+\overline{B})}=\overline{\overline{A}+\overline{B}}=\overline{\overline{A}\cdot\overline{B}}$

よって，NAND 回路である．

9.2 p 進法

9.2.1 p 進法
■要　項■
(1) p 進法
$$(a)_p = a_k p^k + a_{k-1} p^{k-1} + \cdots + a_1 p^1 + a_0$$
$$0 \leq a_i < p \quad i = 0, 1, \cdots, k-1 \quad 0 < a_k < p$$

(2) 10 進法と 2 進法

　　私たちの身のまわりでは，10 進法で数を扱っているが，コンピュータの内部では 2 進法で行われている．コンピュータに入力された 10 進法の数値は，内部で 2 進法に変換され，計算処理した結果を再び 10 進法に変換して出力されている．

　　10 進法では，「0, 1, 2, 3, 4, 5, 6, 7, 8, 9」の 10 種類の文字を使って数値を表す．2 進法では，「0, 1」の 2 種類の文字を使って数値を表す．

(3) 2 進数の「桁の重み」

　　全ての数に共通だが，各桁には「桁の重み」がある．2 進数の桁の重みは，$2^0 (=1)$ の桁，$2^1 (=2)$ の桁，$2^2 (=4)$ の桁，$2^3 (=8)$ の桁……と，桁が上がるごとに 2 倍になる．また，小数点以下では，$2^{-1} (=1/2 = 0.5)$ の桁，$2^{-2} (1/4 = 0.25)$ の桁……と，桁が下がるごとに 1/2 倍になる．

9.2.2　8 進数と 16 進数
■要　項■
(1) 8 進法

　　「0, 1, 2, 3, 4, 5, 6, 7」の 8 種類の文字を使って数値を表す．

　　2 進数の $(111)_2$ は 8 進数の $(7)_8$ になるから，2 進数の 3 桁を 8 進数の 1 桁で表すことができる．桁数の多い 2 進数を 8 進数で表すと，桁数が 3 分の 1 になる．桁の重みは，8^3　8^2　8^1　8^0．8^{-1}　8^{-2} となる．

(2) 16 進 法

「0, 1, 2, 3, 4, 5, 6, 7, 8, 9, A, B, C, D, E, F」の 16 種類の文字を使って数値を表す.

2 進数の $(1111)_2$ は 16 進数の $(F)_{16}$ になるから, 2 進数の 4 桁を 16 進数の 1 桁で表すことができる. 桁数の多い 2 進数を 16 進数で表すと, 桁数が 4 分の 1 になる. 2 進数の 1 桁を 1 ビットといい, 8 ビットを 1 つの区切りとして 1 バイトという. 2 進数の 1 バイトを 16 進法では 2 桁で表せる. デジタル表示では重要である.

桁の重みは, ……16^3 16^2 16^1 16^0 . 16^{-1} 16^{-2}……となる.

(3) 各数の比較

10 進数	2 進数	16 進数	8 進数
0	0	0	0
1	1	1	1
2	10	2	2
3	11	3	3
4	100	4	4
5	101	5	5
6	110	6	6
7	111	7	7
8	1000	8	10
9	1001	9	11
10	1010	A	12
11	1011	B	13
12	1100	C	14
13	1101	D	15
14	1110	E	16
15	1111	F	17
16	10000	10	20

【例題 9.2】

1. 2 進数 $(1011.11)_2$ を 10 進数に変換しなさい.

【解】

2 進 数	1	0	1	1	.	1	1
桁の重み	2^3	2^2	2^1	2^0	.	2^{-1}	2^{-2}

$$(1011.11)_2 = (2^3 \times 1) + (2^2 \times 0) + (2^1 \times 1) + (2^0 \times 1) + (2^{-1} \times 1) + (2^{-2} \times 1)$$
$$= (8 \times 1) + (4 \times 0) + (2 \times 1) + (1 \times 1) + (0.5 \times 1) + (0.25 \times 1)$$
$$= 8 + 0 + 2 + 1 + 0.5 + 0.25 = (11.75)_{10}$$

2進数の「1」の桁の重みを加えればよい.

2. 10進数の35を2進数で表したのはどれか.

 1．100001 2．100011 3．100101 4．101001 5．110001

【解】（答 2）

 2進数に変換するには，2で割り切れるまで割り，余りを下位から並べていけばよい.

```
 2 ) 3 5      余り
 2 ) 1 7 ……… 1    ↑下位
 2 )   8 ……… 1
 2 )   4 ……… 0
 2 )   2 ……… 0
 2 )   1 ……… 0
 2 )   0 ……… 1    ↑上位
```

$(35)_{10} = (100011)_2$ になる.

[別解]

桁の重みの和の組合せを作ればよい.

桁の重み	64	32	16	8	4	2	1
	0	1	0	0	0	1	1

桁の重みの大きい順に求めて行けばよい.

3. 16進数の6Aを2進数で表したものはどれか.

 1．1010010 2．1011010 3．1010101

 4．1101111 5．1101010

【解】 （答 5）

2進数で表すには，16進数の各桁を4桁の2進数で表せばよい．

6 = 0110，A = 1010 だから，$(6A)_{16} = (110\ 1010)_2$ になる．

逆に，2進数を16進数に変換するには，下位から4桁ずつに分けて各ブロックを16進数で表せばよい．

9.2.3 10進数と2進数

■要　　項■

2進数から10進数に変換

$(11101011)_2 = 1\times 2^7 + 1\times 2^6 + 1\times 2^5 + 0\times 2^4 + 1\times 2^3 + 0\times 2^2 + 1\times 2^1 + 1\times 2^0$

$\qquad\qquad\quad = (235)_{10}$

$\qquad\qquad\quad = 2\times 10^2 + 3\times 10^1 + 5\times 10^0$

```
 1 1 1 0 1 0 1 1
                 ON
                 OFF
```

【例題9.3】

1．$(123)_{10}$ を2進数で表しなさい．

【解】

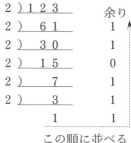

```
2) 1 2 3       余り
2)   6 1        1  ↑
2)   3 0        1  │
2)   1 5        0  │
2)     7        1  │
2)     3        1  │
       1        1  │
         この順に並べる
```

$(123)_{10} \to (1111011)_2$

2．$(11001101)_2$ を10進数で表しなさい．

【解】

$(11001101)_2 = (205)_{10}$

$1\times 2^7 + 1\times 2^6 + 0\times 2^5 + 0\times 2^4 + 1\times 2^3 + 1\times 2^2 + 0\times 2^1 + 1\times 2^0$
$= 128 + 64 + 8 + 4 + 1 = 205$

3．$(540)_{10}$ を8進数で表しなさい．

【解】

$(540)_{10} = 1\times 8^3 + 0\times 8^2 + 3\times 8^1 + 4\times 8^0 = (1034)_8$

```
 8 ) 5 4 0      余り
 8 )  6 7        4
 8 )    8        3
        1        0
```

【例題9.4】

$(0.8125)_{10}$ を2進数で表しなさい．

【解】

この順に並べる ↓

0.825 （2
1.625 （2
1.25 （2
0.5   （2
1.0

∴ $(0.8125)_{10} = (0.1101)_2 = 1\times 2^{-1} + 1\times 2^{-2} + 0\times 2^{-3} + 1\times 2^{-4}$

●演習問題9.2

1．次の問に答えなさい．

   1．$(56)_{10}$ を2進数で表しなさい．

   2．$(10101)_2$ を10進数で表しなさい．

   3．$(111)_{10}$ を16進数で表しなさい．

   4．$(151)_{10}$ を8進数で表しなさい．

   5．$(1101011)_2$ を16進数で表しなさい．

9.2 p 進法

2．次の数を 2 進法で表しなさい．

   1．$\dfrac{1}{2}$

   2．$\dfrac{1}{3}$

   3．$\dfrac{1}{4}$

   4．$\dfrac{1}{5}$

   5．$\dfrac{1}{6}$

3．$(B1.A)_{16}$ を 2 進数で表しなさい．

演習問題 9.2 解答

1．1．$(56)_{10} = 1 \times 2^5 + 1 \times 2^4 + 1 \times 2^3 + 0 \times 10^2 + 0 \times 2^1 + 0 \times 2^0 = (111000)_2$

   2．$(10101)_2 = 1 \times 2^4 + 0 \times 2^3 + 1 \times 2^2 + 0 \times 2^1 + 1 \times 2^0 = (21)_{10}$

   3．$(111)_{10} = 6 \times 16^1 + 15 \times 16^0 = (6F)_{16}$ $16\,\underline{)\,1\;1\;1}$ 余り
                                                                            6   15

   4．$(151)_{10} = 2 \times 8^2 + 2 \times 8^1 + 7 \times 8^0 = (227)_8$

   5．$(1101011)_2$ $(01101011)_2$ → $\underline{0\;1\;1\;0}$ $\underline{1\;0\;1\;1}$
      右から 4 桁ずつに分ける．   6   11
      10 進数に表わし，16 進数に表わす．   ↓   ↓
      ∴ $(1101011)_2 = 6 \times 16^1 + 11 \times 16^0 = (6B)_{16}$ 6   B

2．1．$1 \div (10)_2 = 0.1$

     $\dfrac{1}{(2)_{10}} = (0.5)_{10} = 5 \times 10^{-1}$ $\dfrac{1}{(10)_2} = (0.1)_2 = 1 \times 2^{-1} = (0.5)_{10}$

   2．$1 \div (11)_2 = 0.010101 \cdots$

     $\dfrac{1}{(3)_{10}} = (0.333\cdots)_{10} = 3 \times 10^{-1} + 3 \times 10^{-2} + 3 \times 10^{-3} + \cdots$

     $\dfrac{1}{(11)_2} = (0.010101\cdots)_2 = 0 \times 2^{-1} + 1 \times 2^{-2} + 0 \times 2^{-3} + \cdots$

              $= (0.333\cdots)_{10}$

   3．$1 \div (100)_2 = 0.01$

$$\frac{1}{(4)_{10}} = (0.25)_{10} = 2\times 10^{-1} + 5\times 10^{-2}$$

$$\frac{1}{(100)_2} = (0.01)_2 = 0\times 2^{-1} + 1\times 2^{-2} = (0.25)_{10}$$

4. $1 \div (101)_2 = 0.00110011\cdots$

$$\frac{1}{(5)_{10}} = (0.2)_{10} = 2\times 10^{-1}$$

$$\frac{1}{(101)_2} = (0.00110011\cdots)_2 = 0\times 2^{-1} + 0\times 2^{-2} + 1\times 2^{-3} + 1\times 2^{-4} + \cdots$$
$$= (0.1999\cdots)_{10} = (0.2)_{10}$$

5. $1 \div (110)_2 = 0.001010\cdots$

$$\frac{1}{(6)_{10}} = (0.1666\cdots)_{10} = 1\times 10^{-1} + 6\times 10^{-2} + 6\times 10^{-3} + \cdots$$

$$\frac{1}{(110)_2} = (0.001010\cdots)_2 = 0\times 2^{-1} + 0\times 2^{-2} + 1\times 2^{-3} + 1\times 2^{-4} + \cdots$$
$$= (0.1666\cdots)_{10}$$

3. (1) 16進数の1桁ずつ基数2で割る．

元の数 B（＝10進数の11）を変換したい基数2で割る．

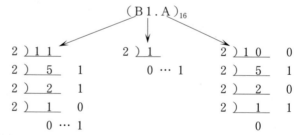

(2) B＝1011　　1＝1　　A＝1010

(3) 2進数が4桁にたりないとき，上位に0を補う．

$(1011\quad 0001.1010)_2$

∴ $(B1.A)_{16} = (10110001.1010)_2$

第 10 章

リサジュー図形

10.1 リサジュー図形

10.1.1 オシロスコープ
■要　　項■

波形観測用測定器にブラウン管オシロスコープ（静電偏向形）を用いる．

トリガ掃引方式——オシロスコープでは，観測波形を静止させるために，水平軸でノコギリ波を発生させ，その周期を調整し観測波の周波数と同期をとることを自動的に行う．

直流から高周波までの電圧，電流，周期，周波数，リサジュー図形を測定する．電力は測定できない．電流は電流プローブを使用すれば測定できる．

10.1.2 リサジュー図形
■要　　項■

1．リサジュー図形

　　位相差の測定に用いる．（X軸，Y軸に観測波形（正弦波）を入力し，図形を測定する）

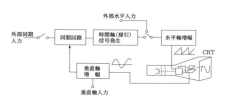

図10.1　オシロスコープの構成図　　　図10.2　リサジュー図形

2．リサジュー図形の作図

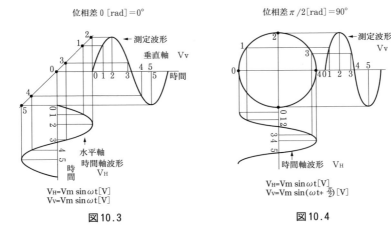

図10.3　位相差 0 [rad]＝0°
$V_H = V_m \sin\omega t\,[V]$
$V_V = V_m \sin\omega t\,[V]$

図10.4　位相差 $\pi/2$ [rad]＝90°
$V_H = V_m \sin\omega t\,[V]$
$V_V = V_m \sin(\omega t + \frac{\pi}{2})\,[V]$

【例題 10.1】

1. オシロスコープで，リサジュー図形を観測した．X軸に $X = V_m \sin\omega t\,[V]$，Y軸に $Y = 2V_m \sin\left(\omega t + \dfrac{\pi}{2}\right)\,[V]$ を加えたときの図形はどれか．

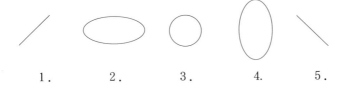

1.　　2.　　3.　　4.　　5.

【解】（答　4）

リサジュー図形ではX軸，Y軸に加わる波形を次の3点を比較する．

①振幅：$V_m : 2V_m$，②周波数：$\omega = 2\pi f$ で同じ，③位相差：$\dfrac{\pi}{2}$ [rad] であるので，位相差 $\dfrac{\pi}{2}$ [rad] で振幅が同じならば円となるが振幅が $1:2$ なので2倍のY軸に加えた縦長の楕円となる．

2. 正弦波交流電圧をオシロスコープで観測した図である．誤っているのはどれか．ただし，垂直感度は 10 V/目盛，掃引時間は 1 ms/目盛とする．
   1．最大値は 50 V である．
   2．平均値は $\dfrac{100}{\pi}$ V である．
   3．実効値は $\dfrac{50}{\sqrt{2}}$ V である．
   4．周期は約 6.3 ms である．
   5．周波数は 17 Hz である．

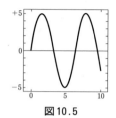
図 10.5

【解】　（答　5）

最大値は，振幅は 5 目盛×10 V ＝ 50 [V]

平均値は $\dfrac{(2\times\text{最大値})}{\pi} = \dfrac{100}{\pi}$ [V]

実効値は $\dfrac{\text{最大値}}{\sqrt{2}} = \dfrac{50}{\sqrt{2}}$ [V]

周期は 1 サイクルの要する時間で，約 6.3 目盛×1 ms ＝ 6.3 [ms]

周波数は周期の逆数で，$6.3\times10^{-3}=158.7$ [Hz]

3. オシロスコープの水平偏向板に 50 Hz の余弦波を加え，垂直偏向板に同じ振幅の 100 Hz の正弦波を加えたとき，観測されるリサジュー図形はどれか．

1. 　　2. 　　3.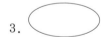

4. 　　5.

【解】　（答　2）

題意を式に置き換えると，

$$V_H = V_m \cos\omega t = V_m \sin\left(100\pi t + \dfrac{\pi}{2}\right),\quad V_v = V_m \sin 200\pi t$$

となり，垂直軸に加える周波数が2倍，位相差が $\frac{\pi}{2}$ [rad] となるので，水平方向に山が2つ出来る波形となる．

● **演習問題 10.1**

1. オシロスコープでリサジュー図形を観測した．X軸に $V_X = V_m \sin \omega t$ [V]，Y軸に $V_Y = V_m \cos(\omega t - \pi)$ [V] を加えたときの図形はどれか．

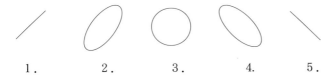

2. オシロスコープで，リサジュー図形を観測した．X軸に $V_X = V_m \sin \omega t$ [V]，Y軸に $V_Y = 2V_m \cos \omega t$ [V] を加えたときの図形はどれか．

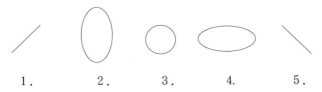

3. オシロスコープのX軸，Y軸に交流波を入力し，図10.6のようなリサジュー図形を得た．入力波形の組み合わせで正しいのはどれか．

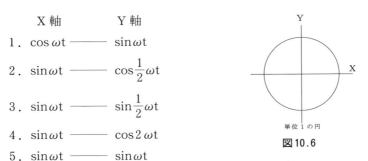

図10.6

4. オシロスコープの X 軸と Y 軸とに交流波を入力し，図10.7に示す5通りの図形を観測した．入力波形と図形との組み合わせで正しいのはどれか．

	X 軸	Y 軸	図形
a.	$\sin\omega t$	$\sin\left(\omega t-\dfrac{\pi}{2}\right)$	イ
b.	$\dfrac{1}{2}\sin\omega t$	$\sin\left(\omega t-\dfrac{\pi}{2}\right)$	ロ
c.	$\sin\omega t$	$-\dfrac{1}{\sqrt{2}}\sin\left(\omega t-\dfrac{\pi}{2}\right)$	ハ
d.	$\sin\omega t$	$\dfrac{1}{2}\sin\omega t$	ニ
e.	$\dfrac{1}{\sqrt{2}}\sin\omega t$	$\dfrac{1}{\sqrt{2}}\sin\omega t$	ホ

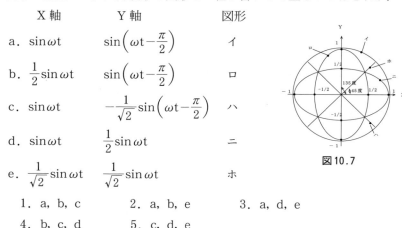

図10.7

1．a, b, c 2．a, b, e 3．a, d, e
4．b, c, d 5．c, d, e

5. オシロスコープについて誤っているのはどれか．
1．電圧の時間的変化が直接観測できる．
2．電力の時間的変化が直接観測できる．
3．リサジュー図形が描出できる．
4．交流の周波数が測定できる．
5．のこぎり波状の電圧を水平偏光板に加える．

演習問題 10.1　解答

1．(答　3)

Y 軸　$V_Y=V_m\cos(\omega t-\pi)$ を正弦 (sin) に変換すると，

$$V_Y=V_m\sin\left(\omega t-\pi+\dfrac{\pi}{2}\right)=V_m\sin\left(\omega t-\dfrac{\pi}{2}\right)$$ となり，

①振幅：$V_m:V_m$，②周波数：$\omega=2\pi f$ で同じ，③位相差：$+\dfrac{\pi}{2}$ [rad] であるので，円となる．

2．(答　2)

10.1 リサジュー図形

Y軸の $2V_m\cos\omega t$ を正弦（sin）に変換すると，
$$V_Y = 2V_m\sin\left(\omega t + \frac{\pi}{2}\right),$$

振幅（Y軸が2倍），周波数（ω）で同じ，位相差が $\frac{\pi}{2}$ [rad] となり，

①振幅：$V_m : 2V_m$，②周波数：$\omega = 2\pi f$ で同じ，③位相差：$+\frac{\pi}{2}$ [rad]

であるので，縦長の楕円となる．

3．（答 1）

　リサジュー図形で円を描くのは正弦波の振幅，周波数が同じで，位相差が $\frac{\pi}{2}$ [rad] である．

　$\cos\omega t = \sin\left(\omega t + \frac{\pi}{2}\right)$ と $\sin\omega t$ は振幅，周波数が同じ，位相差が $\frac{\pi}{2}$ [rad] で正しい．

　2．3．4．は周波数が異なる，5．は位相差がない（同相）で誤り．

4．（答 2）

　a．振幅，周波数が同じ，位相差が $\frac{\pi}{2}$ [rad] でイの円　　　――正しい

　b．X軸の振幅 $\frac{1}{2}$，周波数が同じ，位相差が $\frac{\pi}{2}$ [rad] でロの楕円

　　　　　　　　　　　　　　　　　　　　　　――正しい

　c．図形ハは位相差が π [rad] のとき　　　　　　――誤り

　d．図形ニはX軸の振幅が2倍，周波数が同じ，位相差が $\frac{\pi}{2}$ のとき

　　　　　　　　　　　　　　　　　　　　　　――誤り

　e．おなじ波形は右上がり45度 $\left(\frac{\pi}{4}\text{[rad]}\right)$ の直線　　――正しい

5．（答 2）

　オシロスコープで観測できるのは，直流，交流の電圧，電流（電流プローブ使用）周期（周波数），パルス幅，リサジュー図形（位相差）などである．電力波形は観測できない．

第11章
◆
レーザー

第11章 レーザー

11.1 レーザー

11.1.1 レーザー(Laser)とは
■要　項■

レーザーとは "Light Amplification by Stimulated Emission by Radiation" の略で，「誘導放出による光の増幅」という意味である．マイクロウェーブなど，電磁波の周波数をさらに高い光の領域に広げた光を発振する装置である．情報伝達の通信，精密加工機，医療器，光ディスクの記録／読み出し等々幅広い分野で応用されている．

11.1.2 レーザーの原理
■要　項■

図11.1(a)のように，基底状態の原子が外部からのエネルギーを得て，図(b)のように1つ外側の軌道に移ることを励起という．この状態は不安定で，励起状態の電子は少し時間が経つと図(c)のように元の軌道に戻る．このとき，軌道のエネルギー準位の差をE[J]とすると，f＝E/h（f：周波数，h：プランク定数）の電磁波（光）を発生する．この光を自然放出という．励起状態の電子が他の原子が放出した光に刺激されて，元の軌道に戻るとき，図(d)のように同じ位相で振幅が大きく増幅された電磁波を発生する．これを誘導放出という．レーザーは原子から誘導放出を人工的に発生させる装置である．

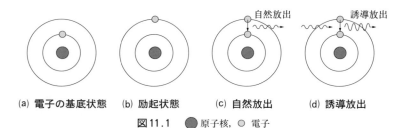

(a) 電子の基底状態　(b) 励起状態　(c) 自然放出　(d) 誘導放出
図11.1　●原子核，○電子

11.1.3 レーザーの構成
■要　　項■

レーザーは，図11.2のようにレーザー媒質，励起源，光増幅器から成る．

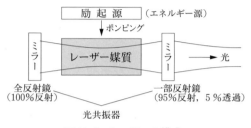

図11.2　レーザーの構成

(1) レーザー媒質は，目的の周波数の光を発生させるための原子の集まりで，気体，固体，半導体などがある．

(2) 励起源は，レーザー媒質の原子を励起状態にするために，エネルギーを供給するものである．電子を励起状態にすることをポンピングという．ポンピングを盛んに起こさせて高いエネルギーの軌道の電子の数を，低いエネルギーの軌道の数より多くすることを反転分布という．この反転分布状態を維持するために，外部から媒質にエネルギーを与えるのが励起源である．気体レーザーでは，レーザー媒質を細い管に封入し，両端に陽極と陰極を設け，高電圧を加えて放電させてプラズマ状態にして反転分布を作る．固体レーザーでは，いろいろな結晶の中にレーザー媒質を溶かし込んだレーザーロッドに，強い光を放射するアークランプやフラッシュランプが使われる．半導体レーザーはp形とn形から成るダブルヘテロクラッド層間に順方向の電流を流して供給する．

光増幅器は，反転分布状態のレーザー媒質の両端に特殊な反射鏡（ミラー）を備えたもので，誘導放出で発生した光はミラー間を往復することにより誘導放出が繰り返され増幅される．一方のミラーを1～10％程度透過するハー

フミラーにしてレーザー光を取り出す．反転分布による増幅率を A，ハーフミラーの反射率を R とすると，$AR>1$ の発振条件を満たすと定常波となり，安定したレーザー光が取り出せる（ミラー間距離は発生波の半波長の整数倍にする）．

11.1.4 半導体レーザー
■要　　項■

半導体は，常温の熱エネルギーにより，わずかの充満帯の電子が伝導帯に移動し，充満帯にはホールが発生して熱励起状態で平衡している．何等かの方法で伝導帯の電子と充満帯のホールを沢山作り出し，一か所に集めれば，熱平衡状態に戻ろうと伝導帯の電子が価電子帯に落ちてホールと再結合する．このとき，エネルギーギャップに相当する光（$f=E/h$）を放出する．これが反転分布に相当する．半導体レーザーは，図 11.3(a)のように，レーザー媒質に相当する活性層というエネルギーギャップの小さな p 形あるいは n 形半導体をクラッド層というエネルギーギャップの大きな p 形と n 形半導体でサンドイッチ状にはさんだダブルヘテロ構造(二重異種)になっている．クラッド層の p 形に＋，n 形に－の順方向電圧を加えるとクラッド層と活性層の境に電位障壁ができて，ホールと電子は電位障壁に阻まれて活性層に閉じこめられて反転分布状態が形成さ，再結合が起こり光を発生する．再結合したホールと電子は順方向電流となり，次々と供給される．

半導体レーザーの材料には，化合物半導体と呼ばれるⅢ族–Ⅴ族（Ga-As 等）やⅡ族–Ⅵ族（Zn-Se 等）金属間化合物が使われる．Si や Ge などの単元素の単結晶は，間接遷移形のため再結合によるエネルギーはほとんどが格子や熱に費やされて光の変換効率が低く実用的にならない．化合物半導体は直接遷移形であり，エネルギーが直接光に変換されるため，レーザーには化合物半導体が使われる．化合物半導体は Si に比べ，キャリアの移動度が 5 倍もあり，処理速度が速く，耐熱性が高く，低電圧で動作するので消費電力が 1/3 位になり，小型化が可能である．しかし，材料が高価で，結晶精製や加工や大型化が難しい．

11.1 レーザー

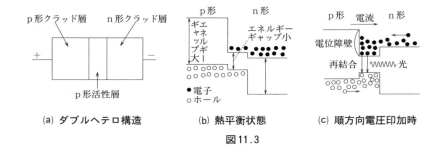

図11.3

【例題 11.1】

1．気体レーザーはどれか．2つ選べ．

　　1．CO_2 レーザー　　　2．YAG レーザー　　　3．Ga-As レーザー
　　4．ルビーレーザー　　　5．He-Ne レーザー

【解】（答　1，5）

代表的なレーザーである．次に比較表を示す．

分類	レーザーの種類	媒質	波長（μm）	用途
固体レーザー	ルビー	ルビー	0.694	測距装置
	YAG	イットリウム(Y) アルミニウム(Al) ガーネット結晶	1.06(Nd) 2.098(Ho)	機械加工機
気体レーザー	CO_2	炭酸ガス(CO_2)	10.6	加工，医療
	He-Ne	ヘリウム(He) ネオン(Ne)	0.63	ディスプレイ，計測
半導体レーザー	Ga-As	ガリウム(Ga) ヒ素(As)	1.3～1.6 0.4～0.8	通信用，医療、 光ディスク(CD，DVD)

2．レーザーの説明で，誤っているものはどれか．

　　1．レーザーの周波数は，レーザー媒質の軌道エネルギーで決まる．
　　2．半導体レーザーの周波数は，クラッド層のエネルギーギャップで決まる．
　　3．ポンピングとは，基底状態の電子を，1つ上の軌道に電子を移動させることである．

4．半導体レーザーにおける反転分布とは，伝導帯の電子と充満帯のホールの数を，熱平衡状態より多くすることである．

5．光増幅器は，レーザー媒質を2つのミラーで挟み，発生光の半波長の整数倍の間隔にして，一方を5％程度の透過率にしたものである．

【解】（答 2）

2．半導体レーザーの周波数は，活性層のエネルギーギャップで決まる．

3．レーザー光と自然光を比較して特徴をあげてみなさい．

【解】

レーザー光の特徴

項　目	レーザー光	自然光（白色光）
1．波長と位相	波長と位相のそろった単一（単色）波長でコヒーレントな光である．干渉性が強く遠くまで届く．	各種の波長(色)が混在するインコヒーレントな光である．各波が打ち消し合い減衰が速い．
2．指向性	広がりの少ない指向性に優れた平行光線である．	八方に広がる点光源である．
3．集光性	回折限界（波長）まで絞ることが可能で，エネルギー集光性が高い．	絞り込みに限界があり，エネルギー集中性が低い．

4．波長633 nm のレーザー光の振動数はどれか．

1．473.6 MHz

2．211.0 THz

3．473.6 THz

4．473.6 PHz

5．211.0 PHz

【解】（答　3）

付　録

《付録1》　ギリシア文字

大文字	小文字	読み方	利　用
A	α	アルファ	角度，加速度
B	β	ベータ	角度
Γ	γ	ガンマ	写真濃度
Δ	δ	デルタ	デルタ関数
E	ϵ	イプシロン	自然対数の底
Z	ζ	ゼータ	ゼータ関数
H	η	イータ	
Θ	θ	シータ	角度，温度
I	ι	イオタ	
K	κ	カッパ	
Λ	λ	ラムダ	波長，壊変定数
M	μ	ミュー	ミクロン
N	ν	ニュー	振動数
Ξ	ξ	グサイ	
O	o	オミクロン	
Π	π	パイ	円周率
P	ρ	ロー	密度
Σ	σ, ς	シグマ	標準偏差
T	τ	タウ	時間
Υ	υ	ウプシロン	
Φ	φ, ϕ	ファイ	位相角
X	χ	カイ	カイ2乗
Ψ	ψ, ϕ	プサイ	
Ω	ω	オメガ	角速度

《付録2》 単位の接頭語

Y	ヨタ	yotta	10^{24}
Z	ゼタ	zetta	10^{21}
E	エクサ	exa	10^{18}
P	ペタ	peta	10^{15}
T	テラ	tera	10^{12}
G	ギガ	giga	10^{9}
M	メガ	mega	10^{6}
k	キロ	kilo	10^{3}
m	ミリ	mili	10^{-3}
μ	マイクロ	micro	10^{-6}
n	ナノ	nano	10^{-9}
p	ピコ	pico	10^{-12}
f	フェムト	femto	10^{-15}
a	アト	atto	10^{-18}
z	ゼプト	zepto	10^{-21}
y	ヨクト	yocto	10^{-24}

MKS 基本単位

長さ	m	メートル
時間	s	秒
質量	kg	キログラム
電流	A	アンペア
光度	cd	カンデラ
物質量	mol	モル
熱力学的温度	K	ケルビン

《付録3》 物理定数

原子質量単位	$1\,\text{amu} = 1\,\text{u} = 1.660540 \times 10^{-27}\,\text{kg}$
電気素量	$e = 1.602177 \times 10^{-19}\,\text{C}$
光速度	$c = 2.997924 \times 10^{8}\,\text{m/s}$
電子質量	$m_e = 9.109389 \times 10^{-31}\,\text{kg}$
陽子質量	$m_p = 1.672623 \times 10^{-27}\,\text{kg}$
中性子質量	$m_n = 1.674928 \times 10^{-27}\,\text{kg}$
電子の比電荷	$e/m = 1.758819 \times 10^{11}\,\text{C/kg}$
ボルツマン定数	$k = 1.380658 \times 10^{-23}\,\text{J/K}$
アボガドロ数	$N_A = 6.022136 \times 10^{23}/\text{mol}$
プランク定数	$h = 6.626075 \times 10^{-34}\,\text{J·s}$
リードベリー定数	$R = 1.097373 \times 10^{7}/\text{m}$
ファラデー定数	$F = 9.648530 \times 10^{4}\,\text{C/mol}$
真空の透磁率	$12.5663706 \times 10^{-7}\,\text{N/A}^2$
真空の誘電率	$8.8541878 \times 10^{-12}\,\text{F/m}$
電子の磁気モーメント	$-9.284763 \times 10^{-24}\,\text{J/T}$
陽子の磁気モーメント	$1.410606 \times 10^{-26}\,\text{J/T}$
中性子の磁気モーメント	$-0.966236 \times 10^{-26}\,\text{J/T}$

$1\,\text{m} = 10^{2}\,\text{cm} = 10^{3}\,\text{mm} = 10^{10}\,\text{Å}$

$1\,\text{Å} = 10^{-8}\,\text{cm} = 10^{-10}\,\text{m} = 0.1\,\text{nm}$

$1\,\text{J} = 10^{7}\,\text{erg}$

$1\,\text{eV} = 1.602 \times 10^{-19}\,\text{J}$

$1\,\text{T} = 1\,\text{Wb/m}^2 = 10^{4}\,\text{ガウス}$

$1\,\text{u} = 931.478\,\text{MeV}$

$1\,\text{年} = 365.2\,\text{日} = 3.156 \times 10^{7}\,\text{s}$

《付録4》 電気電子の主要公式

コンデンサの接続	直列	$\dfrac{1}{C}=\dfrac{1}{C_1}+\dfrac{1}{C_2}+\dfrac{1}{C_3}+\cdots\cdots$
	並列	$C=C_1+C_2+C_3+\cdots\cdots$
電気容量		$Q=CV$
平行板コンデンサ		$C=\varepsilon\cdot\dfrac{S}{d}$
コンデンサのエネルギー		$W=\dfrac{1}{2}QV=\dfrac{1}{2}\dfrac{Q^2}{C}=\dfrac{1}{2}CV^2$
電界の強さ		$E=\dfrac{V}{d}$
クーロン力		$F=9\times10^9\dfrac{Q_1Q_2}{r^2}$
抵抗の接続	直列	$R=R_1+R_2+R_3+\cdots\cdots$
	並列	$\dfrac{1}{R}=\dfrac{1}{R_1}+\dfrac{1}{R_2}+\dfrac{1}{R_3}+\cdots\cdots$
オームの法則		$V=IR$
電気抵抗		$r=\rho\cdot\dfrac{L}{S}$
電気抵抗率		$\rho=\rho_0(1+\alpha t)$
ジュール熱		$Q=\dfrac{W}{J}=\dfrac{1}{J}VIt$
電力		$P=VI$
ブリッジの平衡条件		$R_1R_4=R_2R_3$
キルヒホッフの法則		$\Sigma I=0$
		$\Sigma E=\Sigma IR$
磁極間に働く力		$F=K_m\dfrac{m_1m_2}{r^2}$

付　録

直線電流の作る磁界	$H = \dfrac{1}{2\pi} \cdot \dfrac{I}{r}$
直線電流が磁界から受ける力	$F = \mu H L I$
ローレンツ力	$F = Bev$
平行電流間の力	$F = 2 \times 10^{-7} \times \dfrac{I_1 I_2}{r} \cdot L$
磁気エネルギー	$W = \dfrac{1}{2} L I^2$
自己誘導起電力	$V = -L \dfrac{\Delta I}{\Delta t}$
電磁誘導	$V = -N \dfrac{\Delta \phi}{\Delta t}$
変圧器	$\dfrac{V_2}{V_1} = \dfrac{N_2}{N_1} = \dfrac{I_1}{I_2}$
コイルのリアクタンス	$X_L = \omega L = 2\pi f L$
コンデンサのリアクタンス	$X_C = \dfrac{1}{\omega C} = \dfrac{1}{2\pi f C}$
共振周波数	$f_0 = \dfrac{1}{2\pi \sqrt{LC}}$
オイラーの公式	$\varepsilon^{\pm j\phi} = \cos\phi \pm j\sin\phi$
ベクトル表示	$\dot{E} = E \angle \phi = E(\cos\phi + j\sin\phi) = E \varepsilon^{j\phi}$
交流電力	$P = VI \cos\phi$
3相交流電力	$P = \sqrt{3}\, V_L I_L \cos\phi$
△-Y 変換	$Z_\triangle = 3 Z_Y$
デシベル換算	$G_P = 10 \log_{10} \dfrac{P_O}{P_I} \qquad G_V = 20 \log_{10} \dfrac{V_O}{V_I}$
	$G_I = 20 \log_{10} \dfrac{A_O}{A_I}$
	$\log_{10} 2 = 0.30102999566$
	$\log_e 2 = 0.69314718055$

《付録5》 主要数学公式

1．三角関数の値

θ	$0°$	$30°$	$45°$	$60°$	$90°$	$180°$	$270°$	$360°$
$\sin\theta$	0	$\dfrac{1}{2}$	$\dfrac{\sqrt{2}}{2}$	$\dfrac{\sqrt{3}}{2}$	1	0	-1	0
$\cos\theta$	1	$\dfrac{\sqrt{3}}{2}$	$\dfrac{\sqrt{2}}{2}$	$\dfrac{1}{2}$	0	-1	0	1
$\tan\theta$	0	$\dfrac{\sqrt{3}}{3}$	1	$\sqrt{3}$	$\pm\infty$	0	$\pm\infty$	0
$\cot\theta$	$\pm\infty$	$\sqrt{3}$	1	$\dfrac{\sqrt{3}}{3}$	0	$\pm\infty$	0	$\pm\infty$

2．三角関数公式

$$\sin(x\pm y)=\sin x\cos y\pm\cos x\sin y$$

$$\cos(x\pm y)=\cos x\cos y\mp\sin x\sin y$$

$$\tan(x\pm y)=\frac{\tan x\pm\tan y}{1\mp\tan x\cdot\tan y}$$

$$\sin x+\sin y=2\sin\frac{x+y}{2}\cos\frac{x-y}{2}$$

$$\sin x-\sin y=2\cos\frac{x+y}{2}\sin\frac{x-y}{2}$$

$$\cos x+\cos y=2\cos\frac{x+y}{2}\cos\frac{x-y}{2}$$

$$\cos x-\cos y=-2\sin\frac{x-y}{2}\sin\frac{x-y}{2}$$

$$\sin^2 x+\cos^2 x=1$$

$$\tan x=\frac{\sin x}{\cos x}$$

$$\frac{1}{\cos^2 x}=1+\tan^2 x$$

$$\sin 2x = 2\sin x \cos x = \frac{2\tan x}{1+\tan^2 x}$$

$$\cos 2x = \cos^2 x - \sin^2 x = \frac{1-\tan^2 x}{1+\tan^2 x}$$

$$\tan 2x = \frac{2\tan x}{1-\tan^2 x}$$

3. 指数公式

$$a^{x+y} = a^x \cdot a^y$$

$$a^{x-y} = a^x \div a^y = \frac{a^x}{a^y}$$

$$a^{-x} = \frac{1}{a^x}$$

$$(a^m)^n = a^{nm}$$

$$a^{\frac{1}{n}} = \sqrt[n]{a}, \quad a^{\frac{m}{n}} = \sqrt[n]{a^m}$$

4. 対数公式

$$\log_a x \cdot y = \log_a x + \log_a y$$

$$\log_a \frac{x}{y} = \log_a x - \log_a y$$

$$\log_a x^n = n \log_a x$$

$$\log_a \sqrt[n]{x} = \frac{1}{n} \log_a x$$

$$\log_a b = \frac{\log_c b}{\log_c a}$$

5. 微分公式

定義 $f'(x) = \lim_{\Delta x \to 0} \dfrac{f(x+\Delta x) - f(x)}{\Delta x}$

$$f'(x) = \frac{d}{dx}\{f(x)\}$$

$$\{f(x) \pm g(x)\}' = f'(x) \pm g'(x)$$

$$\{f(x) \cdot g(x)\}' = f'(x)g(x) + f(x)g'(x)$$

$$\left\{\frac{f(x)}{g(x)}\right\}' = \frac{f'(x)g(x) - f(x)g'(x)}{\{g(x)\}^2}$$

付　録

$$\frac{d}{dx}\left\{\frac{dy}{dx}\right\}=\frac{d^2y}{dx^2}=f''(x),\ y=f(x)$$

$$(x^n)'=nx^{n-1}$$

$$(a^x)'=a^x\cdot\log_e a$$

$$\{\sin(ax+b)\}'=a\cos(ax+b)$$

$$\{\cos(ax+b)\}'=-a\sin(ax+b)$$

$$\{\tan(ax+b)\}'=\frac{a}{\cos^2(ax+b)}$$

6．式の展開

$$e^x=1+\frac{1}{1!}x+\frac{1}{2!}x^2+\frac{1}{3!}x^3+\cdots\cdots$$

$$e=1+\frac{1}{1!}+\frac{1}{2!}+\frac{1}{3!}+\cdots\cdots=2.7182818\cdots\cdots$$

$$a^x=1+\frac{\log_{10}a}{1!}x+\frac{(\log_{10}a)^2}{2!}x^2+\cdots\cdots$$

$$\sin x=x-\frac{1}{3!}x^3+\frac{1}{5!}x^5-\cdots\cdots$$

$$\cos x=1-\frac{1}{2!}x^2+\frac{1}{4!}x^4-\cdots\cdots$$

$$\tan x=x+\frac{1}{3}x^3+\frac{2}{15}x^5+\cdots\cdots$$

$$\frac{1}{(1+x)}=1-x+x^2-x^3+\cdots\cdots$$

$$\sqrt{1+x}=1+\frac{1}{2}x-\frac{1\cdot1}{2\cdot4}x^2+\frac{1\cdot1\cdot3}{2\cdot4\cdot6}x^3-\cdots\cdots$$

$$\log_e(1+x)=x-\frac{1}{2}x^2+\frac{1}{3}x^3-\cdots\cdots\quad(-1<x<1)$$

$$\log_e\frac{1}{1-x}=x+\frac{1}{2}x^2+\frac{1}{3}x^3+\cdots\cdots\quad(-1\leqq x<1)$$

7．積分公式

$$\frac{d}{dx}\{F(x)\}=F'(x)=f(x),\ F(x)=\int f(x)dx$$

$$\int f(x)dx = F(x) + C$$

$$\int kf(x)dx = k\int f(x)dx$$

$$\int \{f(x) \pm g(x)\}dx = \int f(x)dx \pm \int g(x)dx$$

$$\int f(x)g'(x)dx = f(x)g(x) - \int f'(x)g(x)dx \quad 部分積分$$

$$\int f(x)dx = \int f\{g(t)\}g'(t)dt \quad 置換積分$$

$$\int_a^b f(x)dx = F(b) - F(a) \quad 定積分$$

$$\int_a^b f(x)dx = -\int_a^b f(x)dx$$

$$\int_a^b f(x)dx = \int_a^c f(x)dx + \int_c^b f(x)dx$$

$$\int_a^b f(x)dx = \int_\alpha^\beta f\{g(t)\}g'(t)dt$$

$$\int (ax+b)^n dx = \frac{1}{a(n+1)}(ax+b)^{n+1} + C \quad (n \neq -1)$$

$$\int \frac{1}{ax+b}dx = \frac{1}{a}\log_e|ax+b| + C$$

$$\int \sin(ax+b)dx = -\frac{1}{a}\cos(ax+b) + C$$

$$\int \cos(ax+b)dx = \frac{1}{a}\sin(ax+b) + C$$

$$\int e^{ax}dx = \frac{1}{a}e^{ax} + C$$

$$\int a^x dx = \frac{1}{\log_e a} \cdot a^x + C$$

$$\int \log_e x \cdot dx = x\log_e x - x + C$$

$$\int \sin^2 x\, dx = \frac{1}{2}x - \frac{1}{4}\sin 2x + C$$

《付録6》 主な量と単位

量	記号	単位	単位の間の関係式
波　　　長	λ	m	$\lambda = c/f$
周　　　期	T	s	$T = 1/f$
周　波　数	f	Hz	$f = 1/T$　　　1 Hz = 1 [1/s]
力	F	N	$F = m\alpha$
電　　　流	I	A	$I = dQ/dt$ [C/s]　　[A] = [C/s]
電　　　圧	V	V	1 V = 1 J/C
起　電　力	E	V	
抵　　　抗	R	Ω	1 Ω = 1 V/A
電　　　力	P	W	$P = IV$　　　1 W = 1 $V \cdot A$
電　力　量	W	kW·h	1 Wh = 3.6×10^3 J
電　　荷 電　気　量	Q	C	$Q = \int I dt$
電界の強さ	E	V/m	[N/C] = [V/m]
電荷のする仕事	W	J	[J] = [C·V]
静　電　容　量	C	F	$F = [Q/V]$
磁界の強さ	H	A/m	[N/Wb]
磁　　　束	Φ	Wb	[Wb] = [V·s]
磁　束　密　度	B	T	$B = \Phi/S$ [N/A·m]
誘　電　率	ε	F/m	$\varepsilon_0 = 1/(4\pi k_0)$ [N/A^2]
透　磁　率	μ	H/m	$\mu = B/H$ [N/A^2]
抵　抗　率	ρ	Ω·m	[Ω·m]
導　電　率	σ	1/(Ω·m)	$\sigma = 1/\rho$
インピーダンス	Z	Ω	$Z = R + jX$
リアクタンス	X	Ω	
インダクタンス	L	H	$[H] = \left[V \cdot \dfrac{s}{A}\right]$

索　引

[あ]

アークランプ ……………………………233
圧電効果 …………………………………133
アドミタンス ………………………… 86, 98
アドミタンスのベクトル表示…………86
AND 回路 ………………………………203
アンペア …………………………………… 2
アンペアの周回路の法則………56, 58, 59
アンペアの右ねじの法則 …………55, 59
位相 ………………………………70, 76, 120
位相角 ……………………………………78
位相差 ……………………………………73
移動速度 …………………………………64
医療器 ……………………………………232
インダクタンス …………………………85
インピーダンス ……………85, 86, 88, 98
インピーダンスのベクトル表示………85
渦電流 ……………………………………65
渦電流損 …………………………………65
液晶表示装置 ……………………………149
エサキダイオード ………………………135
S 極 ………………………………………50
EX－OR 回路 …………………………205
X 軸成分 …………………………………78
EX－NOR 回路 ………………………205
h パラメータ …………………………160
n 形半導体 ………………………131, 234
N 極 ………………………………………50
エネルギーギャップ ……………………234
エネルギー準位 …………………………232
エミッタ接地 ……………………………160

[か]

MKSA 単位系 …………………………… 2
MKS 単位 ………………………………… 3
円形コイル ………………………………57
演算増幅器 ………………………………175
OR 回路 …………………………………203
オイラーの公式 …………………………79
オームの法則 ……………………22, 23, 93
オシロスコープ …………………………218
オペアンプ ………………………………174
温度係数 …………………………………26

[か]

ガウス平面 ………………………………78
角周波数 …………………………………70
加算器 ……………………………………180
価電子 ……………………………………130
過渡現象 …………………………………86
可変抵抗 …………………………………36
可変容量ダイオード ……………………134
環状鉄心 …………………………………56
記号法 ……………………78, 79, 81, 82, 95, 96
基準移動 …………………………………184
起磁力 ……………………………………56
基底状態 …………………………………232
起電力 ……………………………………43
キャパシタンス …………………………85
キャリア …………………………131, 234
吸引力 ……………………………………50
共役複素数 ………………………… 80, 83
強磁性体 …………………………………57
共振周波数 ………………………………107
共有結合 …………………………………130

247

極座標法 …………70, 78, 79, 80, 81, 82, 95
虚数 ……………………………………78
許容帯 …………………………………130
キルヒホッフの第1法則 ………………74
キルヒホッフの第2法則 ………………32
キルヒホッフの法則 ………27, 93, 100
禁止帯 …………………………………130
空気コンデンサ …………………………14
空乏層 …………………………………133
クーロンの法則 …………………………50
クーロン力 ………………………………3
クランプ ………………………………184
クリップ ………………………………184
減算器 …………………………………180
コイルにできる磁界 ……………………55
高域遮断周波数 ………………………183
光起電効果 ……………………………131
合成アドミタンス …………………89, 90
合成抵抗 …………………………………26
光電効果 ………………………………131
光電子放出効果 ………………………132
光導電効果 ……………………………131
光導電セル ……………………………139
交流電圧 …………………………………14
交流電流 …………………………………71
固体レーザー …………………………233
固有抵抗率 …………………………22, 26
コレクタ接地 …………………………160
コンデンサの接続 ………………………10

[さ]

サーミスタ ……………………………139
最大値 ………………………………70, 76
サイラトロン …………………………156
サイリスタ ……………………………138
△結線 …………………………………117
三角結線 ………………………………117
三角波 ……………………………………77

△−Y変換 …………………………118, 123
3相交流 ………………………………115
3相電力 ………………………………126
3相皮相電力 …………………………126
3相無効電力 …………………………126
3相有効電力 …………………………126
三平方の定理 ……………………………78
残留磁気 ……………………………56, 61
cgsA単位 …………………………………2
cgs静電単位 ……………………………3
磁界 …………………………………50, 51
磁気エネルギー …………………………65, 97
磁気回路 ……………………………56, 59
磁気回路におけるオームの法則 ………56
磁気抵抗 …………………………56, 59, 60
磁気モーメント …………………………60
磁極の大きさ ……………………………50
自己インダクタンス …………………64, 65
指数関数法 ………………………………79
磁性体 ……………………………………57
磁束 …………………………………51, 56
磁束密度 …………………………………51
実効値 ……………………………70, 71, 72, 73, 76
実数 ………………………………………78
時定数 …………………………………181
集積回路 ………………………………140
充電 ………………………………………11
周波数 ………………………………14, 70, 76
充満帯 …………………………………234
ジュール熱 ………………………………41
10進法 …………………………………216
16進法 …………………………………217
瞬時値 ……………………………70, 74, 75, 96
瞬時電力 …………………………………97
順方向 …………………………………234
常磁性体 …………………………………57
消費電力 …………………………71, 97, 99
磁力線 ………………………………51, 53

真空中の透磁率	50
真性半導体	130
真理値表	203
正帰還	184
正弦波交流	71
正孔	130
静電エネルギー	10
静電気力	3
整流回路	158
ゼーベック効果	132
積分器	181
接合形FET	137
接線方向	53
絶対値	78, 98
線間電圧	117, 118, 120, 122
線電流	117, 120, 122
全波整流	72
全波整流回路	158, 159
相電圧	117, 120, 122
相電流	117, 120, 122
増幅度	169

[た]

第1法則	27, 32, 101
帯電	7
第2法則	27, 101
太陽電池	140
ダブルヘテロクラッド層	233
単位系	2
単位正磁極	50
短絡	40
中性点	120
直流再生	184
直流電源	23
直流電流計	46
直列共振	107
直列接続	10, 26
低域遮断周波数	183

抵抗	26, 85
抵抗の接続	26
定電圧ダイオード	135
デジタル加算器	206
テスラ	51
鉄心	55
鉄損	61, 65
電圧共振	109
電圧計の倍率	44
電圧降下	27
電圧ホロア	181
電圧利得	164, 169
電位障壁	133
電荷	3
電界	4
電界効果トランジスタ	137
電荷と電流	23
電気素量	23
電気抵抗	22
電気伝導	130
電気容量	10
電気力線	4
電子	130, 131
電磁石	55
電磁波	232
電磁誘導	64
電磁力	58
点接触ダイオード	134
点電荷	4
伝導帯	131, 234
電熱器	23, 42
電流	2
電流共振	111
電流計の倍率	44
電流増幅率	160
電流利得	169
電力	41
電力利得	169

249

電力量······················41
透磁率······················2, 50
等電位面····················4
ドナー······················131
ドモルガンの定理············207
トライアック················139
トランジスタ··············136, 161

[な]

内部抵抗····················42
NAND回路··················204
2進法······················216
熱起電力····················132
熱電効果····················132
熱電対······················132
熱平衡······················234
熱量··42
NOR回路···················204
NOT回路···················204

[は]

バイアス回路················161
波形整形····················184
波形率······················70, 73
波高率······················70, 74
発光ダイオード··············135
発振··234
8進法······················216
発熱量······················41
バリスタ····················139
反磁性体····················57
反転増幅器··················174
反転分布····················233
半導体······················130
半導体素子··················136
半導体レーザー··············234
半波整流回路················158
半波整流波形················77

反発力······················50, 53
pn接合·····················133
pn接合ダイオード···········134
p形半導体················130, 234
p進法······················216
ビオ・サバールの法則········55, 58
光ディスク··················232
光増幅器····················233
ヒステリシス曲線············61
ヒステリシス現象············56, 57
ヒステリシス損············57, 61, 65
皮相電力····················94
比透磁率····················50
非反転増幅器················175
微分器······················180
ファラデーの電磁誘導の法則···64
ブール代数··················202
フェルミレベル··············133
複素数······················78, 82
不純物半導体················130
プラズマ····················233
フラッシュランプ············233
フリップフロップ············184
フレミングの左手の法則······57, 59
フレミングの右手の法則······64
閉回路···················27, 32, 101
平均値················70, 72, 73, 76
平衡条件····················28
平行板コンデンサ············10
平行板電極··················6
並列共振····················107
並列接続····················10, 26
ベース接地··················160
ベクトル····················78
ベクトル軌跡················88
ベクトル合成················52
ベクトルの加減算············79
ベクトルの乗除算············79

ベクトル量 …………………… 4, 51
ペルチェ効果 ………………… 132
ホイートストン電橋 …………… 28
方形波 …………………………… 76
ホール ………………………… 234
ホール効果 …………………… 132
星形結線 ……………………… 117
保持力 ……………………… 56, 61
ホトダイオード ……………… 135

[ま]

マルチバイブレータ ………… 184
無効電流 ………………………… 93
無効率 …………………………… 94
MOS 形 FET …………………… 137

[や]

有効電流 ………………………… 93
有効電力 ………………………… 94
誘電体 …………………………… 14
誘電率 …………………………… 10
誘導起電力 ……………………… 64
誘導電流 ………………………… 67
誘導放出 ……………………… 232
誘導リアクタンス …… 85, 86, 89, 105
容量リアクタンス ……… 85, 89, 105

[ら]

リアクタンス …………………… 85
力率 ……………………………… 94
リサジュー図形 ……………… 218
利得 …………………………… 169
励起源 ………………………… 233
レーザー ……………………… 232
レーザーロッド ……………… 233
レンツの法則 …………………… 64
連立方程式 ……………………… 32

[わ]

Y 結線 ………………………… 117
Y 軸成分 ………………………… 78

＜編著者紹介＞
西山　篤（にしやま　あつし）
　日本医療大学保健医療学部
飯田孝保（いいだ　たかやす）
　中央医療技術専門学校非常勤講師
高瀬勝也（たかせ　かつや）
　東京都立工業高校専門学校電気工学科嘱託講師
　中央医療技術専門学校非常勤講師
福田　覚（ふくだ　さとる）
　東京大学医学部附属病院電子顕微鏡室
　文部科学技官，医学博士，中央医療技術専門学校非常勤講師
　東京大学医学部医学系研究科客員研究員

医用工学演習
― よくわかる電気電子の基礎知識 ―

価格はカバーに表示してあります

2008 年　3 月 25 日	初版　発行
2015 年　3 月 25 日	初版　第 4 刷　発行
2016 年　1 月 21 日	初版　第 5 刷　発行
2022 年　2 月 17 日	初版　第 7 刷　発行

編著者　　西山　篤・飯田　孝保・高瀬　勝也・福田　覚 ©
発行人　　古屋敷　桂子
発行所　　株式会社 医療科学社
　　　　　〒 113-0033　東京都文京区本郷 3 − 11 − 9
　　　　　TEL 03（3818）9821　　FAX 03（3818）9371
　　　　　ホームページ　http://www.iryokagaku.co.jp

ISBN978-4-86003-470-2　　　　　（乱丁・落丁はお取り替えいたします）

本書の複製権・翻訳権・上映権・譲渡権・公衆送信権（送信可能化権を含む）は（株）医療科学社が保有します。

JCOPY ＜出版者著作権管理機構　委託出版物＞
本書の無断複製は著作権法上での例外を除き，禁じられています。複製される場合は，そのつど事前に出版者著作権管理機構（電話 03-5244-5088，FAX 03-5244-5089, e-mail: info@jcopy.or.jp）の許諾を得てください。

2015 年 5 月出版元の東洋書店廃業により，2016 年 1 月より刊行の上記書籍は医療科学社が発行元となります。

医療科学社の書籍案内

装いも新たに、【Base of Medical Science】シリーズ刊行！

初歩の数学演習 ― 分数式・方程式から微分方程式まで ―
共著：小林毅範・福田 覚・本田信広
- 数学計算が不得手な人でも必要最小限の計算力が身に付く内容構成。
- 各章冒頭に要項・公式・ポイントを示し、例題は解答と説明も示した。
- A5判 318頁 ● 定価（本体2,800円＋税）
- ISBN978-4-86003-466-5

画像数学入門〔3訂版〕― 三角関数・フーリエ変換から装置まで ―
共著：氏原真代・波田野浩・福田賢一・福田 覚
- 学生・初学者向けにフーリエ変換など応用数学の基礎を平易に解説。
- 教科書としても使いやすいように例題・練習問題を豊富に設ける。
- 3訂版では、ディジタル画像処理の初歩について詳述した。
- A5判 362頁 ● 定価（本体3,200円＋税）
- ISBN978-4-86003-467-2

放射線技師のための数学〔3訂版〕
著：福田 覚
- デルタ関数の項を追加し、最近のディジタル表示についても説明。
- 放射線技師に必要な対数計算、微分、積分等の数学を詳しく解説。
- 例題→解説→練習問題の流れで無理のない学習ができる。
- A5判 330頁 ● 定価（本体3,700円＋税）
- ISBN978-4-86003-468-9

初歩の医用工学
共著：西山 篤・大松将彦・長野宣道・加藤広宣・賈 棋・福田 覚
- 最新の診療放射線技師国家試験出題基準をもとにしたテキスト。
- 医用画像情報と診療画像機器の内容を含め系統的学習ができるよう配慮。
- A5判 310頁 ● 定価（本体3,500円＋税）
- ISBN978-4-86003-469-6

医用工学演習 ― よくわかる電気電子の基礎知識 ―
編：西山 篤　共著：飯田孝保・高瀬勝也・福田 覚
- 医用工学の基礎となる電気・電子の知識について平易に解説。
- 独習で取り組める演習問題を数多く収録し、学習の便を図った。
- レーザーの性質や、2進法、16進法なども説明。
- A5判 268頁 ● 定価（本体2,500円＋税）
- ISBN978-4-86003-470-2

初歩の物理学
共著：尾花 寛・小林嘉雄・高橋正敏・福嶋 裕・福田 覚・本間康浩
- 文科系の学生や専門学校の学生にわかるように、編集・記述。
- 学習の単調化をなくすよう、例題・練習問題を適度に配してある。
- A5判 302頁 ● 定価（本体2,800円＋税）
- ISBN978-4-86003-471-9

放射線物理学演習〔第2版〕― 特に計算問題を中心に ―
共著：福田 覚・前川昌之
- 最新の学生の計算力が"低下している"といわれるなか、本書は、その計算力が確実に身に付く絶好のテキスト。国家試験受験にも最適。
- 豊富な例題と詳しい解説、演習問題で構成。
- A5判 334頁 ● 定価（本体3,000円＋税）
- ISBN978-4-86003-472-6

放射線技師のための物理学〔3訂版〕
著：福田 覚
- 診療放射線技師、第1種、第2種放射線取扱主任者、X線作業主任者をめざす人のための入門書で、国家試験受験に最適の書。
- 3訂版では「中性子の測定」などの補正や例題等の充実を図った。
- A5判 330頁 ● 定価（本体3,700円＋税）
- ISBN978-4-86003-473-3

新版 わかる 音響の基礎と腹部エコーの実技
編著：菅 和雄

本書は、腹部超音波検査の教科書、実習テキストとして画像を深く理解ならびに推察できるよう画像収集までの過程である音響を基礎を充実。また、臓器別に基礎、基本走査法と超音波解剖、病態、症例を掲載し、特に広い見識で画像を観察、検索する必要のために病態の解説も多くした。典型症例の供覧は経験にも値するといってよく、可能な限りを収載。参考の項では日常的に使用される略語や超音波サインについての収載を行った。

- A5判 304頁 ● 定価（本体3,500円＋税）● ISBN978-4-86003-474-0

2015年5月出版元の東洋書店廃業により、2015年12月より刊行の上記書籍は医療科学社が発行元となります。

医療科学社
〒113-0033 東京都文京区本郷3丁目11-9
TEL 03-3818-9821　FAX 03-3818-9371　郵便振替 00170-7-656570
ホームページ　http://www.iryokagaku.co.jp

本書の内容はホームページでご覧いただけます
本書のお求めは　もよりの書店にお申し込み下さい。
● 弊社へ直接お申し込みの場合は、電話、FAX、ハガキ、ホームページの注文欄でお受けします（送料300円）。